糖尿病患者
自我管理指导手册

编著　中国健康教育中心
　　　国家卫生健康委项目资金监管服务中心

人民卫生出版社
·北京·

图书在版编目（CIP）数据

糖尿病患者自我管理指导手册 / 中国健康教育中心，
国家卫生健康委项目资金监管服务中心编著 . —北京：
人民卫生出版社，2021.3（2023.11重印）
　ISBN 978-7-117-31353-7

　I. ①糖… Ⅱ. ①中… ②国… Ⅲ. ①糖尿病 - 诊疗
 - 手册 Ⅳ. ①R587.1-62

中国版本图书馆 CIP 数据核字（2021）第 040130 号

人卫智网	www.ipmph.com	医学教育、学术、考试、健康， 购书智慧智能综合服务平台
人卫官网	www.pmph.com	人卫官方资讯发布平台

糖尿病患者自我管理指导手册

Tangniaobing Huanzhe Ziwo Guanli Zhidao Shouce

编　　著：中国健康教育中心
　　　　　国家卫生健康委项目资金监管服务中心
出版发行：人民卫生出版社（中继线 010-59780011）
地　　址：北京市朝阳区潘家园南里 19 号
邮　　编：100021
E - mail：pmph @ pmph.com
购书热线：010-59787592　010-59787584　010-65264830
印　　刷：北京铭成印刷有限公司
经　　销：新华书店
开　　本：787 × 1092　1/16　**印张：**5
字　　数：106 千字
版　　次：2021 年 3 月第 1 版
印　　次：2023 年 11 月第 4 次印刷
标准书号：ISBN 978-7-117-31353-7
定　　价：39.00 元

前言

　　健康促进与健康教育是卫生健康事业的重要组成部分，是实现乡村振兴战略、健康中国战略目标的重要策略和手段。健康管理是实施健康促进策略的基本途径和具体措施，是新时期卫生健康服务的新模式、新要求。《中华人民共和国基本医疗卫生与健康促进法》要求，公民是自己健康的第一责任人，树立和践行对自己健康负责的健康管理理念，主动学习健康知识，提高健康素养，加强健康管理。健康中国行动、国家基本公共卫生服务项目等要求做好糖尿病患者健康管理工作。

　　患者自我管理是健康管理服务的重要组成部分，也是健康管理的重要策略和实现手段，贯穿和融入健康管理的全流程。国内外的大量实践证实，开展患者自我管理能有效提高患者自我管理能力，激发患者的健康责任，培养健康生活方式和良好的自我管理行为，提高患者健康素养，从而实现控制疾病及其并发症的发生、发展，预防小病变大病，降低医疗费用，提高生活质量的目标。调查显示，我国是全球糖尿病患者最多的国家，糖尿病患者近 1.3 亿，糖尿病的知晓率、治疗率和达标率都较低。糖尿病患者自我管理是控制糖尿病病情的有效方法，生活方式干预是 2 型糖尿病的基础治疗措施，应贯穿于糖尿病治疗的始终。因此，糖尿病患者做好自我管理非常重要和紧迫。

　　按照国家卫生健康委的要求，为助力推进乡村振兴和健康中国行动，在国家卫生健康委财务司、基层卫生健康司、国际合作司的指导下，在中国－盖茨基金会农村基本卫生保健项目支持下，中国健康教育中心和国家卫生健康委项目资金监管服务中心合作开发了《高血压患者自我管理指导手册》《糖尿病患者自我管理指导手册》及挂图、卡片等实用、便捷工具。本书是《糖尿病患者自我管理指导手册》，主要内容包括糖尿病患者自我管理小组活动和个体化健康指导，将基本知识和实用方法融入参与式、体验式活动中，简单明了，形象直观，易学、易操作，对基层医疗卫生人员、家庭医生签约团队、健康教育人员开展糖尿病患者健康管理服务和健康教育工作具有参考价值。

　　本书开发过程中，得到北京大学第一医院、中国疾病预防控制中心、上海市健康促进中心、江苏省疾病预防控制中心健康教育所、江苏省南京市疾病预防控制中心、江苏省南通市疾病预防控制中心、江苏省如东县疾病预防控制中心、河南省疾病预防控制中心、阜外华中心血管病医院、中国－盖茨基金会农村基本卫生保健项目河南省嵩县项目办、河南省嵩县疾病预防控制中心、河南省嵩县人民医院、河南省嵩县中医院等单位的大力支持，在此对参与的机构和专家一并表示衷心地感谢。

　　由于编写时间仓促，不妥之处在所难免，敬请批评指正。

编者

2021 年 1 月

目录

第一部分 概述

一、健康管理

（一）健康管理定位与内涵

将健康管理定义为以居民为中心，以改善健康为目的，对居民健康进行全面、全程、全周期的监测、评估、干预的循环管理过程（图1）。

图1 健康管理定位与内涵

强调健康管理服务是监测、评估、实施干预的全过程。因此，健康管理服务至少应包括：疑似遴选、临床确诊、健康评估、干预方案制定（包含医疗干预和非医疗干预方案）、干预方案实施（包括供方对患者进行院内或院外的临床治疗，以及患者的自我管理）、随访/随诊（包括病情变化和并发症/合并症的监测，以及指导自我管理）、健康再评估等关键环节。患者自我管理是健康管理服务的重要环节。

（二）健康管理服务和质量控制

健康管理服务和质量控制（以下简称"质控"）包含健康管理路径、技术质控结点、管理质控结点三部分。

健康管理路径由 7 个关键环节组成：疑似遴选、临床确诊、健康评估、干预方案制定、干预方案实施、随访/随诊、健康再评估。

健康管理技术质控由 6 个技术质控结点组成。技术质控指在关键环节之间通过采用适宜技术对疾病关键指标进行测量，用以控制患者流向及判定患者是否可以进入下一个服务环节，从而预防漏诊、误诊、疾病控制效果不佳、延误急症治疗等风险。

健康管理质量控制由 3 个管理质控结点组成。管理质控是指除对患者提供服务之外，对重点结点实施管理工作的一些要求。通过管理和技术双重质控，保证服务流程运行质量和安全。如慢性病健康管理路径及关键环节流程（图 2）：

图 2 慢性病健康管理路径及关键环节流程图

（三）基层健康管理服务体系

基层健康管理服务体系是以村卫生室/社区卫生服务站为前哨、乡镇卫生院/社区卫生服务中心为平台、县/区级专业卫生机构为技术支撑。基层健康管理应充分发挥县乡村三级医疗卫生机构的整体作用，真正实现实质的、密切的纵向联通、横向协同，为提高健康管理服务的体系效力，并对服务内容、卫生资源、参与主体、服务体系和支撑机制等进行系统的整合（图3）。

图3　基层健康管理服务体系

基层健康管理服务提供体系中各层级机构职责分工的指导意见如图4：

图4　基层健康管理服务提供体系中各级各类卫生机构的职责

二、糖尿病患者自我管理

（一）内涵

健康管理服务包括 7 个关键环节：疑似遴选、临床确诊、健康评估、干预方案制定、干预方案实施、随访 / 随诊、健康再评估。自我管理是健康管理服务的重要组成部分和重要环节，也是健康管理的重要策略和实现手段，贯穿和融入健康管理的全流程。

糖尿病患者自我管理是指患者在健康管理团队（家庭医生签约团队或医疗卫生人员）的指导和教育下，逐渐增强患者的个人健康责任，变"被动接受医疗服务"为"主动获取健康知识"，了解自身的健康状况、患病情况、治疗及用药情况，识别自身存在的健康危险因素及疾病风险，学习管理自身健康问题的知识和技能，与健康管理团队积极合作，共同制定健康自我管理计划，执行治疗方案和非医疗干预方案，提高依从性，培养健康生活方式和良好的自我管理行为，提高健康素养，从而实现控制疾病及其并发症的发生、发展，预防小病变大病，降低医疗费用，提高生活质量的目标。

（二）目标

让患者充分认识糖尿病，学习、理解、掌握有关健康知识，树立正确的健康观念，掌握相关的保健技能，提高依从性和自我管理能力，增强战胜疾病的信心，采纳有利于防控疾病的生活方式，遵医用药，有效控制疾病，提高生活质量。

（三）特点

1. 践行"患者是健康的第一责任人"的健康理念，充分调动患者的积极性，推动人人参与、人人尽力、人人享有，做到"我的健康我管理"。

2. 落实预防为主，推行健康生活方式。

3. 糖尿病患者是自我管理的主体，全程参与自我管理。

4. 根据每个患者的健康问题、健康危险因素、特点及需求，实施个体化的自我管理，强调针对性、适宜性、可操作性、实用性。

（四）主要内容

1. 学习糖尿病相关知识

（1）糖尿病的自然进程、临床表现、危害、预后、治疗方法、用药原则等。

（2）糖尿病急慢性并发症的预警征象、临床表现、危害、预防措施、治疗方法等。

（3）健康自我管理的重要性、作用，需要做什么、怎么做等。

2. 学习掌握操作技能

（1）自我监测方法，如血压、脉搏、体重、血糖、用药情况监测与记录。

（2）足部护理、皮肤护理等日常护理的具体技巧。

（3）学会胰岛素注射。

（4）学会低血糖等紧急情况应对方法。

（5）学会看懂自己体检报告的主要检查结果和结论信息。

（6）学习甄别糖尿病防治相关信息和知识，学习寻医问药技能。

（7）学习健康自我管理的方法，与健康管理团队、自我管理小组成员沟通交流的方法和技巧。

3．收集整理自己的健康信息

患者平时要主动收集、整理自己的健康信息，知晓自己的健康状况、糖尿病、糖尿病危险因素控制情况、生活方式干预情况；保存好自己的病历、体检报告等资料，便于自己和健康管理团队查阅。

（1）体检结果：身高、体重、腰围、心率、心律、血压、血脂、血糖等；足背动脉搏动、肝肾功能、尿常规、心电图等。

（2）患病及治疗情况：糖尿病诊断时间、门诊和住院治疗情况，自我监测情况，用药情况，治疗依从性及影响因素，合并症和并发症诊断及治疗情况等。

（3）糖尿病危险因素：自身存在哪些糖尿病危险因素、严重程度、干预和控制情况。

（4）生活方式：自己的生活方式和行为习惯，包括饮食、吸烟、饮酒、运动、睡眠等，存在哪些不健康的生活方式和行为，生活方式干预情况。

4．与健康管理团队商定健康自我管理行动计划

与健康管理团队和家属一起，根据患者自己糖尿病危险因素评估的结果、患者的特点和需求等，共同商定患者健康自我管理和生活方式干预年度计划，再分解成季度计划、月度计划、周计划。和健康管理团队签订合约，把周行动计划贴在患者每天都能看到的、醒目的地方。

5．执行生活方式干预计划

根据与健康管理团队共同制定的生活方式干预计划，学会并实施控制体重、合理膳食、适量运动、戒烟限酒、减盐、心理平衡等生活方式干预（表1）。患者及家属每天记录执行情况、遇到的问题，每天检查执行情况，并及时向健康管理团队反馈执行情况。

6．监测、记录自己的健康状况

根据健康管理方案的要求，监测血糖、体重、血压、腰围、用药情况、运动情况等，并记录在自我监测记录册上，供自己和健康管理团队了解疾病管理状况。

7．与健康管理团队及时沟通

利用定期复查、健康管理团队上门访视的机会，或通过电话、微信公众平台向健康管理团队反馈自己的体检结果、自我监测结果、用药情况，遇到的健康问题，出现的并发症预警征象，及时寻求指导和帮助。

表 1　糖尿病患者生活方式干预的内容及目标

内容	目标
控制体重	超重 [a]/肥胖 [b] 患者减重的目标是 3～6 个月减轻体重 5%～10%。 消瘦 [c] 者应通过合理的营养计划达到并长期维持理想体重
合理膳食	供给营养均衡的膳食，满足患者对微量营养素的需求。膳食中碳水化合物所提供的能量应占总能量的 50%～65%；由脂肪提供的能量应占总能量的 20%～30%；肾功能正常的糖尿病患者，蛋白质的摄入量可占供能比的 15%～20%，保证优质蛋白质比例超过三分之一
适量运动	成人 2 型糖尿病患者每周至少 150 分钟（如每周运动 5 天，每次 30 分钟）中等强度（50%～70% 最大心率，运动时有点用力，心跳和呼吸加快但不急促）有氧运动（如快走、骑车、打太极拳等）；应增加日常活动，减少坐姿时间。血糖控制极差且伴有急性并发症或严重慢性并发症时，慎重运动治疗
戒烟限酒	科学戒烟，避免被动吸烟。不推荐糖尿病患者饮酒。若饮酒应计算酒精中所含的总能量。女性一天饮酒的酒精量不超过 15g [d]，男性不超过 25g。每周不超过 2 次
限盐	食盐摄入量限制在每天 5g 以内，每日钠摄入量不超过 2 000mg
心理平衡	减轻精神压力，保持心情愉悦

注明：[a] 超重（$24kg/m^2 \leqslant BMI$，$< 28kg/m^2$）；
　　　[b] 肥胖（$BMI \geqslant 28kg/m^2$）；
　　　[c] 消瘦（$BMI < 18.5\ kg/m^2$）；
　　　[d] 15g 酒精相当于 350ml 啤酒，150ml 葡萄酒，50g38 度白酒，30g52 度白酒。

（五）主要方式

1. 参与糖尿病患者自我管理小组活动

主动参与当地的糖尿病患者自我管理小组活动，学习糖尿病防治知识、操作技能，与健康管理团队、病友交流糖尿病管理与控制经验、面临的问题与困难，交流学习解决问题的实用方法，互相支持和鼓励。

2. 开展自我监测

按要求进行自我监测，并在记录本上记录体重、腰围、血糖、血压测量的日期、时间、测量值，了解体重、腰围、血糖、血压的波动情况，了解药物治疗和生活方式干预的效果。

3. 遵医嘱服药，定期复查

严格遵医嘱用药，不可自作主张，擅自用药；不可自行停药或减药。按照健康管理方案，定期复查。接受健康管理团队的定期随访，适时调整治疗方案和生活方式干预方案。

4. 实施生活方式干预计划

在健康管理团队的指导下，根据生活方式干预计划，分阶段、有步骤执行生活方式干预的周行动计划，循序渐进、逐步实现生活方式干预和糖尿病管理目标。

（六）健康管理团队指导患者自我管理的方法

1．组织开展群体活动

电视、广播、报纸、网络、微信公众平台等大众媒体宣传，义诊咨询活动，宣传栏、横幅、标语等，卫生主题日宣传活动，大课堂，讲座、发放健康传播材料等，广泛宣传健康理念，传播疾病防治知识，倡导健康生活方式。

2．组织开展患者自我管理小组活动

组织建立患者自我管理小组，基层医疗卫生人员如村医担任小组长，或在健康自我管理较好的患者中选拔、培养小组长，指导小组长组织组员开展小组讨论、小组学习、示范与操作练习、场景模拟与角色扮演、小讲座等活动，学习疾病防治知识、操作技能，交流疾病管理与控制经验，互相情感支持和精神激励，互相监督服药，提高治疗依从性。

3．开展个体化健康指导

健康管理团队在住院治疗、患者出院时、门诊医疗中，开具患者健康教育处方，发放健康传播材料，对患者进行个体化健康指导和生活方式干预。健康管理团队入户随访、电话咨询、微信咨询时，与患者进行一对一的沟通，针对患者的健康问题和需求提供针对性的健康指导，特别是督促遵医嘱用药及血糖自我监测、健康食谱制定等操作技能指导。

三、本书设计特点

（一）以问题为导向

针对基层糖尿病防治中存在的主要问题，如一些患者健康意识相对比较淡薄，对糖尿病危害的严重程度重视不够，糖尿病防治知识和技能比较匮乏，治疗依从性较差，吸烟、过量饮酒、缺乏锻炼、不合理膳食等不健康生活方式相对比较普遍等。

（二）以健康教育理论为指导

为了有效指导患者做好自我管理、改善生活方式，本书以糖尿病患者自我管理教育和支持（diabetes self-management education/support，DSME/S）理论、健康信念模型、行为分阶段改变理论、社会认知理论、自我效能理论和 Fogg 行为模型（BJ Fogg Behavior Model）等健康教育理论为理论基础，以糖尿病领域专业指南为依据，确保科学性。

（三）以满足糖尿病患者的基本需求为目标

围绕糖尿病患者应知应会的基本知识和基本技能。基本知识针对性强、重点突出、简单明了，基本技能实用、简单、易学、易操作。

（四）以糖尿病患者为中心

遵循适宜性和适用性原则，与基层糖尿病患者的文化水平和理解能力一致，采用直观、形象展现形式，图表多，便于患者理解和掌握，操作方法形式多样、简单易行、容易落地。将糖尿病防治知识和技能融入参与式、体验式活动中，通过问答、讨论、举例说明、示范、角色扮演、现场操作、健身操现场练习等多种形式让患者充分参与、体验，加强理解和记忆。患者不仅要学习，还要付诸行动，执行生活方式干预计划，把所学的知识和技能落实在行动上。

（五）设身处地为基层医疗卫生人员着想

紧密结合基层医疗卫生人员开展糖尿病患者健康管理的需要，帮助破解不知道"说什么""怎么说"的难题，活动主题聚焦、针对性强，提供配套的挂图、卡片、小组活动记录本、参与式培训课件等实用、便利工具，方便基层医疗卫生人员学习掌握操作方法，并在实际工作中应用。基层医疗卫生人员掌握这些健康教育方法和技能后，也可因地制宜地应用于糖尿病防治健康教育讲座、个体化健康指导等健康教育服务中，提升健康教育服务能力和效果。

（六）严格遵循科学规范的开发流程

按照《健康科普信息生成与传播技术指南（试行）》的要求，指导手册开发遵循了科学规范的流程，经过需求评估、专家编写、权威专家审核、现场试用与验证等环节，在需求评估和试用阶段多次征求基层医疗卫生人员和糖尿病患者的意见和建议，确保科学性、指导性、适宜性、实用性。

四、本书使用说明

（一）使用对象

基层医疗卫生人员、家庭医生签约团队、健康教育人员、志愿者和其他需要的人员。

（二）服务对象

2型糖尿病患者及家属、公众。

（三）目的

帮助基层医疗卫生人员了解健康管理和糖尿病患者自我管理，学习掌握糖尿病患者自我管理小组活动组织实施的实用方法与技能、个体化健康指导的方法与技能，科学、规范、有效的指导糖尿病患者做好自我管理，提高治疗依从性，更好地控制糖尿病，改善生活质量。

（四）主要内容

1. 健康管理的定位、内涵、质量控制、服务体系。
2. 糖尿病患者自我管理内涵、目标、主要内容、主要方式、指导方法等。
3. 指导手册使用说明。
4. 糖尿病患者自我管理小组活动组织实施。
5. 个体化健康指导方式与方法。

（五）使用方法

1. 作为开展糖尿病患者自我管理和健康教育等工作的指导用书，有需要的医疗卫生人员、志愿者等可自学。
2. 作为糖尿病患者自我管理工作人员的培训教材，工作人员培训时使用。
3. 开展活动时，配合使用与本书配套的挂图、卡片、小组活动记录本、健康教育处方等辅助工具，工作更便捷。

第二部分　糖尿病患者自我管理小组活动

一、概述

（一）目标

糖尿病患者通过6次系统、规范的自我管理小组活动，掌握一系列必要的、基本的自我管理知识和技能，提高患者及其家属的自我管理能力，激发患者的主观能动性，使患者从被动接受治疗和服务转变为主动参与，增强健康意识，提高依从性，改变不健康的行为，培养健康生活方式，最终实现控制糖尿病、提高生活质量的目的。

（二）主要内容

糖尿病患者自我管理小组活动包括6个模块，属于基础版，针对糖尿病患者应知应会的基本知识和技能。模块内容可以动态调整，糖尿病患者掌握了这些基本知识和技能后，可以扩展学习其他所需要的糖尿病防治知识与技能。

每个模块的活动安排供参考，各小组可以根据组员的健康危险因素、已掌握的知识与技能等具体情况选取活动内容和形式，进行灵活安排。

模块一　了解糖尿病的自我管理

模块二　遵医嘱用药

模块三　合理膳食

模块四　适量运动

模块五　控制体重

模块六　保持良好心态

主要包括以下内容：

1. 糖尿病防治知识

（1）糖尿病的诊断标准、症状、危险因素、危害等；

（2）合理膳食；

（3）控制体重；

（4）适量运动；

（5）戒烟限酒。

（6）心理平衡；

（7）药物治疗；

（8）血糖监测。

2．自我管理技能

（1）制定实施饮食、运动等行动计划；

（2）遵医嘱用药；

（3）学会应对低血糖；

（4）学会足部护理；

（5）学会与组员、医生沟通交流、解决问题；

（6）学会缓解紧张情绪。

（三）具体要求

1．小组活动的参与者与人数

糖尿病自我管理小组的参与者包括**组长和组员**，小组人数以 10 ~ 16 人（含 2 个组长）为宜。组长由基层医疗卫生人员如村医或者社区内糖尿病自我管理较好的患者担任；组员为社区内的糖尿病患者，有生活自理能力、病情稳定、无严重的并发症，能够独立与人交流，愿意积极、全程参与小组活动。

2．小组活动的形式

小组活动采用参与式方法，如小组讨论、小组学习、示范与操作练习、场景模拟与角色扮演、小讲座等活动，充分调动组员参与的积极性。为了便于组员交流，桌椅摆成小岛形或圆桌形。每次活动在 2 名组长带领下，按照统一的活动安排和要求，依次完成各项规定的活动内容（图 5）。

3．小组活动的时间与频次

为保证小组成员的依从性和较高的出勤率，开展小组活动时应根据当地的季节、气候、天气等具体特点制定活动计划，**每两周或每个月开展 1 次活动**，至少每两个月开展一次活动。每次活动 1.5 小时左右，通常包含 4 ~ 6 个小单元，组长可根据活动进展情况安排一次 5 ~ 10 分钟的休息。

4．组长与组员职责

（1）**组长**：每个小组设置 2 名组长，组长由基层医疗卫生人员如村医或者社区内糖尿病自我管理较好的患者担任，亲和力强，有较强组织沟通能力，热心为患者服务。组

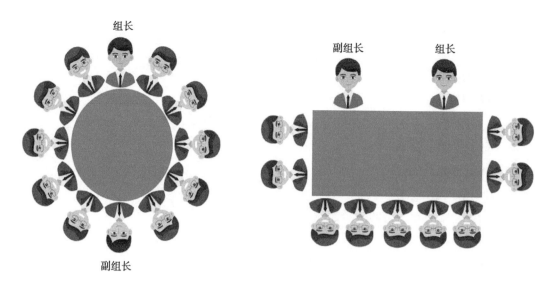

图5 小组活动的桌椅摆放样图

长组织开展小组活动之前要参加自我管理小组长培训，经培训、试讲和考核合格后带领组员开展小组活动。组长的具体职责包括：

活动前： ①每次活动前做好充分准备，熟悉活动内容，明确两位组长分工；②根据每次活动要求，准备活动所需的视频、音频、播放设备、图片等资料和设备；③做好组员考勤登记，填写有关信息。

活动中： ①两位组长按照分工互相配合；②引导组员按步骤依次进行各项活动，合理分配每个小活动时间，按时结束；③鼓励组员积极参与小组活动；④尊重组员，不对其言行进行评判。

活动后： ①收集活动资料并保存；②完成小组活动记录表；③积极与小组内组员沟通和交流。

（2）组员

1）按时参加每次活动，不缺席，每次活动前签到；

2）积极参与小组活动，活动中不理解的地方随时提问；

3）每次活动制定的行动计划认真落实并积极反馈；

4）对活动中学习的新技能至少应用2周的时间；

5）积极同小组长和小组成员保持沟通和交流，积极反馈自己的活动需求。

（3）**糖尿病患者的家属**

1）对患者参加小组活动给予最大的支持；

2）帮助糖尿病患者理解和实践自我管理技能；

3）协助患者制定每周的行动计划并监督执行。

二、工作要求建议

各地、各机构根据健康管理工作需要和实际情况，组建工作队伍和健康管理团队，明确机构和人员职责，统筹协调相关工作。以下建议供参考。

（一）各级机构职责分工

糖尿病患者自我管理小组活动是患者自我管理的形式之一，可以配合个体化健康指导等其他形式使用。县乡村医疗卫生机构分工协作、统筹推进，每个地方根据实际情况灵活安排和调整职责分工。

1. 县／区级医疗卫生机构

成立县／区级指导专家组，明确组长和组员的职责；统筹协调县级相关部门、机构和各乡镇，制定全县糖尿病患者自我管理小组活动的年度计划；组织开展县乡村工作人员糖尿病患者自我管理小组活动实施技术与方法的培训；为乡镇、街道开展糖尿病患者自我管理小组活动提供技术支持和技术指导，制定考核评估方案，适时现场督导乡村工作；根据需要组织实施糖尿病患者自我管理小组活动，指导患者进行自我管理；汇总上报糖尿病患者自我管理小组活动信息。

2. 乡镇卫生院／社区卫生服务中心

制定本乡镇／街道糖尿病患者自我管理小组活动的年度计划；组织实施村级工作人员糖尿病患者自我管理小组活动实施技术与方法的培训；指导村级开展糖尿病患者自我管理小组活动；根据需要组织实施糖尿病患者自我管理小组活动；指导糖尿病患者进行自我管理；汇总上报糖尿病患者自我管理小组活动信息。

3. 村卫生室／社区卫生服务站

根据安排和要求，参与糖尿病患者自我管理小组活动实施技术与方法的培训；成立糖尿病患者自我管理小组；组织开展糖尿病患者自我管理小组活动；指导糖尿病患者进行自我管理；记录、整理活动档案；汇总上报糖尿病患者自我管理小组活动信息。

（二）工作流程

1. 前期准备

（1）确定开展糖尿病患者自我管理小组活动的乡镇／街道和村／居委会：

根据县／区的工作需要和执行能力，确定开展糖尿病患者自我管理小组活动的范围和规模，是全县／区铺开还是先在部分乡镇／街道和村／居委会试点，再推广。确定开展糖尿病患者自我管理小组活动的乡镇和村名单。

（2）人员培训：

根据需要，邀请国家级、省级或市级熟悉糖尿病患者自我管理、有经验的专家，依据糖尿病患者自我管理小组活动指导手册，对县、乡、村工作人员进行糖尿病患者自我管理小组活动实施技术与方法的培训，提高工作人员对患者自我管理的服务能力与指导能力。

（3）成立糖尿病患者自我管理小组：

在选取的村/居委会按要求成立糖尿病患者自我管理小组，培训、考核、任命组长，动员、招募组员。

（4）辅助工具与材料准备：

提前准备好开展糖尿病患者自我管理小组活动所需要的工具和材料，如《糖尿病患者自我管理指导手册》《糖尿病患者自我管理指导挂图》《糖尿病患者自我管理指导卡片》《糖尿病患者自我管理小组活动记录本》，黑板/白板，签字笔，黑板擦，粉笔或白板笔，白纸等。

（5）基线调查：

有条件的县/区或机构，可选取一定数量的工作人员和糖尿病患者，进行基线调查（个人访谈、小组访谈、问卷调查等），为小组活动结束后进行干预效果评估提供基础资料。

2. 组织开展糖尿病患者自我管理小组活动

参照本书，根据组员的健康危险因素和具体需求，因地制宜选取模块和活动内容，规范地组织开展小组活动，尽量在半年内完成6次小组活动，以保持适度的干预频率。

3. 总结评估

6次小组活动全部结束后，在县/区级医疗卫生机构的组织与指导下，开展活动的乡村对活动开展情况、活动效果进行总结评估，总结成功经验、面临的问题与不足，为后续推广工作提供借鉴和参考。有条件的县/区和机构，可选取一定数量的工作人员和糖尿病患者，进行干预后调查，评估干预效果。

糖尿病患者自我管理小组活动效果评估的关键指标如下：

（1）糖尿病患者自我管理小组活动次数：评估周期内，辖区内糖尿病患者自我管理小组开展小组活动的次数。

（2）糖尿病患者自我管理小组活动人次数：评估周期内，辖区内糖尿病患者参与自我管理小组活动的人次数之和。

（3）糖尿病患者自我管理小组覆盖率：辖区内参与自我管理小组活动的糖尿病患者人数与辖区内建档管理的糖尿病患者人数之比。

（4）糖尿病核心知识知晓率：调查的糖尿病患者正确应答的糖尿病核心知识总题数与调查的糖尿病患者应知晓的糖尿病核心知识总题数的比值。

（5）糖尿病患者健康危险因素减少率：干预后，糖尿病患者减少的健康危险因素总数与这些患者干预前所持有的健康危险因素总数的比值。

模块一　了解糖尿病的自我管理

目标

- 组员相互认识并结伴。
- 了解糖尿病。
- 了解患者自我管理。
- 制定行动计划。

需要准备的材料

- 签字笔、小组活动记录本。
- 挂图、卡片。
- 黑板 / 白板、粉笔、黑板擦、白板笔。

活动安排

- 单元 1：组员互相认识（5 分钟）。
- 单元 2：了解患者自我管理（10 分钟）。
- 单元 3：认识糖尿病（30 分钟）。
- 单元 4：我能做什么（20 分钟）。
- 单元 5：总结和预告（5 分钟）。

单元 1　组员互相认识

1. 组员签到

当组员来到时，拿出小组活动记录本，请各位组员依次签到（以后每次活动前都要先签到），并询问填写每个组员的基本信息及身高、体重、腰围、血压、空腹血糖、用药情况等。

2. 组长致欢迎辞

组长：大家好！欢迎参加自我管理小组活动！我是村医×××，她是×××，她是一名糖尿病患者。我的联系电话是×××××××××××，她的联系电话是×××××××××××，以后大家需要时互相联系。

3. 组员自我介绍

组长：我们都是一个村的，大家都互相认识吧？如果大家对哪位不熟悉，请他介绍一下自己。

单元2 了解患者自我管理

1. 组长介绍自我管理

组长： 在座的各位都患了同一种疾病——糖尿病，都是糖尿病病友。在接下来的一段时间里，我们将一起开展6次糖尿病自我管理小组活动，大家共同学习糖尿病防治知识、交流分享经验、探讨遇到的问题，互相鼓励、互相督促、互相帮助，每个人对自己的健康负责，管理好自己的用药、饮食、运动、情绪，把自己管理血糖的事情做好，我们就能减少医疗费用、提高生活质量、延长寿命。

2. 组长提出活动要求

组长： 要想把自我管理小组活动做好，我们每个人都要积极参与和支持。对大家提出几点要求，请大家自觉遵守：

（1）按时参加每次活动（如有特殊情况需向组长请假），每次活动前签到，填写有关信息；

（2）对活动中不理解的地方积极提问，大胆说出自己的想法；

（3）尊重其他组员，保护组员的隐私；

（4）完成每次活动布置的作业并积极汇报；

（5）积极跟组长和组员沟通交流。

单元3 认识糖尿病

1. 讨论学习糖尿病的诊断标准

组长： 你们都知道自己的血糖吗？请说说是多少。（请组员依次说出自己的空腹血糖值、餐后血糖值）

组长： 大家的血糖有高有低。大家知道血糖多少诊断为糖尿病吗？（组员回答）

有糖尿病症状（典型症状包括多饮、多尿、多食和不明原因体重下降），同时具备下面三项中的一项：

- 空腹血糖≥7.0mmol/L
- 口服葡萄糖后2小时血糖≥11.1mmol/L
- 随机血糖≥11.1mmol/L

2. 讨论学习糖尿病的症状

组长： 你们患糖尿病有什么症状？（组员回答，组长在黑板上记录）

组长： 大家说了喝得多、吃得多等症状，也有人说没有什么症状。大家看看这张图（图6）。

图6 糖尿病的症状

- 糖尿病的典型症状为"三多一少"：多尿、多饮、多食、体重减轻。
- 糖尿病的不典型症状有：皮肤瘙痒、饥饿、视物模糊、疲倦乏力、伤口不愈合等。

特别提醒

　　不是所有的糖尿病患者都会出现典型的"三多一少"，有些患者症状不典型，甚至没有自觉症状，不少患者根本不知道自己血糖高，只是体检或偶尔测血糖时才发现血糖高。有些出现了严重并发症才发现，因此没有症状的组员千万不要掉以轻心，要警惕和预防糖尿病变成冠心病、脑卒中（中风）、肾衰竭、失明、糖尿病足等大病。

---

3. 讨论学习糖尿病的危害

组长：如果糖尿病不好好治疗和控制，会给我们带来什么危害？（组员回答，组长在黑板上记录）

组长：大家说了一些，但大家对糖尿病的危害了解不多，还没有认识到糖尿病危害的严重性。糖尿病本身并不可怕，可怕的是并发症，并发症是糖尿病致死、致残、医疗费用增长的主要原因。并发症有哪些危害？

- 严重破坏一个或多个器官的功能。
- 严重影响患者生活质量，甚至会致残或致死。
- 给个人、家庭、社会带来沉重的经济负担和精神负担。

4. 认识糖尿病并发症

组长： 大家知道糖尿病的并发症有哪些吗？分为急性并发症和慢性并发症。

- 糖尿病急性并发症**发病急、发展快、死亡率高**。常见的急性并发症有：
  - 糖尿病酮症及酮症酸中毒
  - 糖尿病非酮症高渗性昏迷
  - 乳酸性酸中毒
  - 低血糖
  - 感染
- 当患者血糖长期不达标，尤其伴有血压、血脂异常时，很容易发生慢性并发症（图7、图8）。主要包括：
  - 心脑血管疾病
  - 糖尿病肾病
  - 视网膜病变和失明
  - 神经病变
  - 下肢血管病变
  - 糖尿病足

特别提醒

预防并发症的发生是糖尿病患者进行自我管理、控制病情的最重要目的。

组长： 我们周围就有糖尿病患者患尿毒症，也有患糖尿病足截肢的，没法下地干活了，还需要家里人照顾。大家要高度重视糖尿病，好好控制血糖，避免出现这些严重的并发症，影响健康和生活。

（1）识别身体出现的并发症信号

组长： 糖尿病并发症的危害这么大，我们要及时识别身体出现的并发症信号，及时就医，可以预防小病变大病。

- 腰酸，双下肢水肿，泡沫尿，高血压——糖尿病肾病。
- 视力模糊，视力减退——视网膜病变。
- 经常胃口不好，腹胀，便秘，夜间腿疼——糖尿病神经病变。

糖尿病视网膜病变
工作年龄段成人致盲的
第一位原因

脑卒中
心血管死亡和脑卒中
增加2～4倍

糖尿病肾病
终末期肾病的
第一位原因

心血管疾病
80%的糖尿病患者
死于心血管事件

糖尿病足
足部坏疽、截肢

糖尿病神经病变
非创伤性截肢的
第一位原因

图 7 糖尿病慢性并发症累及全身

心脑血管疾病

中风、心衰　　　心绞痛

肾病变

下肢浮肿　　　肾功能不全、肾衰

视网膜病变

失明

视力下降

腹泻或便秘　　四肢麻木　　感觉丧失/过敏

神经病变

间歇性跛行　　　下肢缺血性溃疡

下肢血管病变

足溃疡

坏疽、截肢

烂脚

糖尿病足

图 8　糖尿病慢性并发症的危害

- 出现不明原因的恶心呕吐、腹痛、酸中毒、脱水、休克、神志改变、昏迷，尤其是呼吸有烂苹果味、血压低、尿量多，并且血糖 ≥ 16.7mmol/L——高血糖危象——立即送医院救治。

（2）讨论学习糖尿病的危险因素

组长：大家知道糖尿病跟我们生活中哪些因素有关吗？（组员回答，组长在黑板上记录）

组长：大家提到了一些因素，糖尿病的危险因素主要有：

- 不合理膳食（高糖、高脂、高热量，主食吃得多等）。
- 缺乏运动。
- 超重和肥胖。
- 高血压。
- 高血脂。
- 吸烟。
- 过量饮酒。
- 不良情绪和压力。
- 糖尿病家族史。
- 年龄超过 40 岁。

糖尿病是一种"生活方式疾病"，绝大多数糖尿病与不合理膳食、吸烟、过量饮酒、长期精神紧张、缺乏运动等不健康的生活方式有关，不改变这些生活方式就不能有效预防和治疗糖尿病，会促使糖尿病并发症的发生。

5. 组长引导组员识别自身的危险因素

组长把糖尿病危险因素提前写在大白纸上，现在张贴在黑板上或者写在黑板上。

组长：大家对照糖尿病的这些危险因素，找找你们自己存在哪些危险因素。

组长依次询问组员各种危险因素情况，统计和记录每种危险因素哪些组员有，多少人有，并记录在小组活动记录本中。

- 哪位平时吃得多？或者爱吃甜食？
- 哪位超重或肥胖？
- 哪位血压高？
- 哪位血脂高？
- 哪位平常吸烟？
- 哪位平常喝酒？每天喝白酒超过 2 两或者啤酒超过 1 瓶（500ml）？
- 哪位感觉压力大，长期精神紧张？
- 哪位平常缺乏运动？
- 哪位年龄超过 40 岁？
- 哪位父母患糖尿病（有糖尿病家族史）？

组长：根据大家的回答，咱们小组中有 × 人平常吃得多，有 × 人血压高，有 × 人血脂高，有 × 人超重、有 × 人肥胖，有 × 人吸烟，有 × 人过量饮酒，有 × 人长期精神紧张，有 × 人缺乏运动，有 × 人年龄超过 40 岁，有 × 人有糖尿病家族史。有 × 人有两项危险因素，有 × 人有三项危险因素，有 × 人有四项危险因素，有 × 人有五项危险因素……看来大家的糖尿病危险因素比较多，我们需要行动起来，逐步改变不健康的生活方式，实现降糖、降压、降脂的目标，让自己变得更健康。

单元4　我能做什么

1．组员讨论怎么做

组长：刚才大家列出了糖尿病的危险因素。糖尿病可防可控，只要大家努力做到**健康新 7 点**（图 9）：**主动学习糖尿病防治知识，坚持合理用药，科学饮食，加强监测，适量运动，积极预防并发症，保持良好心态**；同时做好药物治疗和生活方式干预，就可以和糖尿病友好相处，改善生活质量，延长寿命。

组长：请大家说说为了控制糖尿病，你打算怎么做？（组员回答，组长在黑板上记录）

组长：大家有了具体打算。从今天开始，每个人拿出实际行动，试试从一件小事做起，如每天坚持服药、每天晚上走路 30 分钟、每天少吃糖，肥胖的人每天少吃一个馒头、少吃 2 两面。请每个人选择一个具体的行动，拿出行动计划——**确定每周做几次、每天什么时间做、做多久或多少**，如每天晚上走路 2km，每周 5 次；每天炒菜少用 1 两油；坚持做两周，大家看看效果如何。（组长指导组员讨论确定行动计划，将自己的行动计划填写在小组活动记录本上）

图9　糖尿病健康新7点

2．结伴同行

组长：为了很好地完成每个人的行动计划，请组员们两两结对子，互帮互助。大家在组员中有没有特别熟悉或者愿意结伴的人，比如邻居、好友、同事，如果有的话，可以两两结伴。回去后大家每天互相提醒、相互鼓励、相互监督，共同进步。（组长记录组员结对子的情况）

单元5　总结和预告

1．组长对本次活动内容——自我管理、糖尿病的基本知识、行动计划进行简要总结，学员讨论交流本次活动收获（组长在黑板上写出要点）。

2．预告第二次活动的内容和时间　遵医嘱用药。

3．组长提醒结对子组员每天相互监督按时服药、完成每天行动计划，下次活动要汇报各自计划的完成情况。

4．感谢组员参与活动，整理活动材料，填写小组活动记录本。

模块二 遵医嘱用药

目标

- 认识遵医嘱用药的重要性。
- 认识血糖监测的重要性。
- 认识烟草的危害。
- 了解过量饮酒的危害。

需要准备的材料

- 签字笔、小组活动记录本。
- 挂图、卡片。
- 黑板/白板、粉笔、黑板擦、白板笔。

活动安排

- 单元1：交流与分享（10分钟）。
- 单元2：严格遵医嘱用药（20分钟）。
- 单元3：学习了解血糖监测（10分钟）。
- 单元4：戒烟限酒（10分钟）。
- 单元5：我能做什么（10分钟）。
- 单元6：总结和预告（5分钟）。

单元1 交流与分享

1. 组员签到

当组员来到时，拿出小组活动记录本，请各位组员依次签到（以后每次活动前都要先签到），并询问填写每个组员的体重、腰围、血压、空腹血糖、用药情况等。

2. 组员汇报行动计划完成情况

组长： 大家好！第二次小组活动开始啦。首先请各位说说上次活动时定的行动计划做得怎么样？（完成、部分完成、未能完成、实施另一个计划，组长在小组活动记录本上记录每位组员完成情况）

3. 探讨问题

组长： 有×位组员没能完成行动计划，能说说遇到什么问题、什么原因吗？（没有完成计划的组员说出问题，组长在黑板上记录）

组长： 对他们遇到的问题，大家有什么建议和解决办法？（组员提出建议，组长在黑

板上记录）

组长：你们觉得哪种办法可行，可以回去试试，看看效果如何。

4. 分享经验和体会

组长：有几位组员行动计划完成得挺好，血糖也控制得不错，请他们介绍介绍经验和体会。（组员介绍经验，组长在黑板上记录）

组长：以后每次活动都会请做得好的组员介绍经验，互相帮助。谢谢你们给大家分享经验！希望下次活动时其他人也能分享你们的经验和好的做法。

单元2 严格遵医嘱用药

1. 了解血糖控制的目标

组长：大家知道血糖和血压控制到多少算达标吗？（组员回答，组长在黑板上记录）

组长：正确答案是：空腹血糖 4.4 ～ 7.0mmol/L，非空腹血糖 < 10.0mmol/L，糖化血红蛋白 < 7%，血压 < 130/80mmHg，同时血脂正常、体重正常，糖尿病患者就达到了理想的综合控制目标。

特别提醒

- 糖尿病患者治疗不仅要血糖达标，血压、血脂、体重、腰围都要达标。
- 血糖、血压要平稳达标，要避免血糖、血压下降速度过快或降得过低，以免引起低血糖。

---

2. 了解组员的用药情况

组长：有哪几位在用降糖药（包括口服降糖药和注射胰岛素）？请说说你们的用药情况，包括药物的名称、每天服用几次、每次几片、服药时间或每天注射时间、注射剂量等。

组长：你们每天坚持用药吗？（看看组员是否存在不按时用药、随意停药的现象，组长记录结果）

3. 了解随意停药的危害

组长：糖尿病不能治愈，需要长期甚至终身用降糖药。有人没能坚持天天用药、没能按医嘱用药。大家知道随意停药会有什么危害吗？

组长强调随意停药的危害：有些患者用药后血糖降至正常，就认为糖尿病已治好，而自行停药。这是非常有害的做法。一旦停药，**血糖很容易回升**，而反复的血糖波动可能造成**疾病进展加速、并发症提早出现**。一定要按正规医院的要求，耐心地坚持长期治疗。

特别强调

　　糖尿病的降糖治疗是个体化的治疗，每位糖尿病患者**必须结合自身情况、严格遵医嘱用药，不能随意停药、换药、更改服用时间或剂量，不要相信"根治糖尿病"的广告**；遇到问题，及时与家庭医生签约团队联系，寻求指导和帮助。

---

4. 交流探讨提醒自己按时服药的办法

　　组长：糖尿病患者坚持用药很重要，但忙的时候容易忘记用药。请大家说说有什么好办法能提醒自己按时用药？（组员回答，组长在黑板上记录）

　　组长最后总结补充：

- 家人提醒。
- 结对子组员每天互相提醒服药。
- 设定服药闹钟。
- 将降糖药物或提醒用药的纸条放在厨房餐桌上，每次吃饭时就能看到，就不容易遗忘
- 准备一个分格药盒，将每天或每周需要服用的药物分装好，每顿或每天一格，这样一看就可以知道每顿或每天的药物是否已经服用了（图10）。
- 制作服药卡片，放在显眼的地方，每次吃完药后就画个记号。

　　请组员选择一种方法回去试用，下次活动时汇报试用效果。

图10　分格药盒

单元3　学习了解血糖监测

了解组员血糖监测情况

组长：大家平常测血糖吗？在哪里测？（组员回答，组长在黑板上记录）

组长：看来大家主要在村卫生室测血糖，有的自己在家测。国家基本公共卫生服务项目每年随访糖尿病患者四次，每次我们会给你们测血糖、血压，并记录在随访表上。**血糖监测非常重要。**大家知道监测血糖有什么好处吗？

- 了解血糖水平，及时发现危急情况（如高血糖，血糖 $\geqslant$ 16.7mmol/L 或低血糖，血糖 $\leqslant$ 3.9mmol/L），及时采取措施。
- 观察降糖药疗效。
- 了解食物、运动或药物对血糖的影响，了解血糖波动的原因，指导饮食、运动及用药。
- 帮助各项指标达标，预防和延缓并发症的发生和发展。
- 了解血糖控制效果，增强控制糖尿病的信心。

组长：所以，我们要监测血糖，有条件的可以在家里测量，不具备家里测量条件的可以到村卫生室测量。血糖监测频率由病情、治疗的目标和治疗方案决定，糖尿病患者需要请医生帮忙制定血糖监测方案。特别是血糖未达标、血糖不稳定、出院初期或刚调整药物的患者，按医生的方案勤测血糖。血糖达标且稳定的患者，适时监测。

单元4　戒烟限酒

1．组长引导组员讨论并认清烟草危害

组长：咱们组里还有几位组员吸烟，大家知道糖尿病患者吸烟，有什么危害吗？（对照图11、图12，引导组员讨论吸烟对糖尿病患者的危害）

- 吸烟可增加心血管疾病、糖尿病肾病、糖尿病足等严重并发症的风险。
- 吸烟使血糖控制难上加难。
- 吸烟还会导致血脂异常。

特别强调

　　吸烟的糖尿病患者需要立即戒烟，并远离二手烟。不吸烟的糖尿病患者需要远离二手烟。

癌症

喉
口咽
食管
气管、支气管、肺部
急性髓细胞性白血病
胃
胰腺
肾脏和输尿管
结肠
盆腔
膀胱

慢性病

脑卒中
失明、白内障
牙周疾病
主动脉瘤
冠心病
肺炎
硬化型外周血管疾病
慢性阻塞性肺病、哮喘及
其他呼吸系统影响
股骨骨折
女性生殖影响
（包括生育力降低）

图 11　吸烟导致的疾病

图片来源：Office of the Surgeon General. The health consequences of smoking: a report of the Surgeon General. Rockville, MD, Office on Smoking and Health, US Department of Health and Human Services, 2004 (http://www.cdc.gov/tobacco/data_statistics/sgr/sgr_2004/index.htm, accessed 19 October 2007)。

图 12　吸烟者与非吸烟者的肺

图片来源：中国疾病预防控制中心控烟办公室。

2. 学会应对戒烟后不适感觉

组长：戒烟后可能出现一些症状，大家要有思想准备，烟瘾越大戒烟后越容易产生不适。不适症状多在戒烟 1～2 周后便会消失。下面一些措施有助于克服戒烟带来的短暂不适：

- 应对戒烟带来的疲倦：小睡片刻，适当增加睡眠时间；
- 应对戒烟带来的紧张不安：健步走，洗热水澡，自我放松；
- 应对戒烟带来的暴躁：告诉身边的人你正在戒烟，请他们谅解；
- 戒烟后体重控制：多吃蔬菜水果等健康食品，进行规律运动，维持健康体重。

特别提醒

戒烟的组员一定要拒绝可能导致复吸的环境或诱因，比如吸烟的同伴聚餐、串门时有人给自己递烟，告知大家自己在戒烟，请求支持和理解！

---

3. 了解过量饮酒的危害

组长：咱们组有几位平时喝酒，大家知道过量饮酒的危害吗？（组员回答，组长在黑板上记录）

组长最后总结补充：

- 饮酒加剧血糖、血脂的紊乱。
- 使用降糖药的糖尿病患者饮酒，容易诱发严重的低血糖，甚至诱发急性的心脑血管疾病，严重的导致猝死。
- 过量饮酒可使外周血管收缩，外周血管阻力增加，从而升高血压，尤其是收缩压升高明显。
- 寒冷季节，合并高血压的糖尿病患者大量饮酒会导致血压急剧升高，容易引发脑出血。

组长：大家知道饮酒多少算过量吗？每日饮酒限制量：白酒＜ 50ml（1 两），葡萄酒＜ 200ml，啤酒＜ 500ml。

大家要互相监督限制饮酒，糖尿病患者尽量不要饮酒。每周饮酒不超过 2 次，不要超过每日饮酒限制量，不要"干杯"或"一口饮"，不要饮烈酒。**切不可空腹饮酒。**

单元 5　我能做什么

组长：今天大家一起学习交流了遵医嘱用药、血糖监测、戒烟限酒的知识和方法。请大家想想后面两周采取什么行动？请每个人选择一个具体的行动，拿出行动计划——**确定每周做几次、每天什么时间做、做多久或多少**，如每天坚持服药；每周减少喝酒 3 次，每天从半斤减到 2 两；每天少抽 10 根烟，从一包减到 10 根；坚持做两周，大家看看效果如何。（组长指导组员讨论确定行动计划，将自己的行动计划填写在小组活动记录本上）

单元 6　总结和预告

1．组长对本次活动内容——遵医嘱用药、血糖监测、戒烟限酒进行简要总结，学员讨论交流本次活动收获。

2．预告第三次活动的内容和时间　合理膳食。

3．组长提醒结对子组员每天要相互监督按时服药、完成每天行动计划。

4．整理活动材料，填写小组活动记录本。

模块三 合理膳食

目标

- 了解糖尿病患者的科学饮食。
- 学会选择和搭配食物。
- 学会应对低血糖。

需要准备的材料

- 签字笔、小组活动记录本。
- 挂图，糖果、饼干、面包、果汁等食物，空白糖尿病急救卡 16 份。
- 黑板 / 白板、粉笔、黑板擦、白板笔。

活动安排

- 单元 1：交流与分享（10 分钟）。
- 单元 2：掌握糖尿病患者的科学饮食（25 分钟）。
- 单元 3：了解和应对低血糖（20 分钟）。
- 单元 4：我能做什么（10 分钟）。
- 单元 5：总结和预告（5 分钟）。

单元 1 交流与分享

1．组员签到

当组员来到时，拿出小组活动记录本，请各位组员依次签到（以后每次活动前都要先签到），并询问填写每个组员的体重、腰围、血压、空腹血糖、用药情况等。

2．组员汇报行动计划完成情况

组长： 大家好！第三次小组活动开始啦。首先请各位说说上次活动时定的行动计划做得怎么样？（完成、部分完成、未能完成、实施另一个计划，组长在小组活动记录本上记录每位组员完成情况）

3．探讨问题

组长： 有 × 位组员没能完成行动计划，能说说遇到什么问题、什么原因吗？（没有完成计划的组员说出问题，组长在黑板上记录）

组长： 对他们遇到的问题，大家有什么建议和解决办法？（组员提出建议，组长在黑板上记录）

组长： 你们觉得哪种办法可行，可以回去试试，看看效果如何。

4．分享经验和体会

组长： 有几位组员行动计划完成得挺好，血糖也控制得不错，请他们介绍介绍经验和体会。（组员介绍经验，组长在黑板上记录）

组长： 谢谢你们给大家分享经验！希望下次活动时其他人也能分享你们的经验和好的做法。

单元 2 掌握糖尿病患者的科学饮食

1．了解组员的饮食情况

组长： 糖尿病患者保证充足的营养很重要。请大家说说昨天吃的什么？吃了多少？（组员回答，组长在黑板上记录）

2．了解科学饮食

组长： 大家刚才提到了馒头、面条、米饭等主食，肉、鸡蛋、豆腐、鱼等蛋白质，蔬菜和土豆、红薯、山药、玉米，还有苹果、梨、橘子、葡萄等水果。那大家知道糖尿病患者怎么做到科学饮食吗？下面我给大家讲讲。

- 控制总热量（根据理想体重和活动强度），保持"摄入的热量与身体消耗的热量"平衡；
- 营养均衡，粗细搭配，适量选择瘦肉、蛋类、奶类及豆制品等优质蛋白质；
- 少食多餐，一日 3～6 餐，合理分配一日三餐；
- 清淡饮食，低脂少油，少糖少盐；
- 多吃蔬菜的茎叶、粗粮、燕麦、荞麦等富含膳食纤维的食物，延缓血糖上升的速度，增加饱腹感，保持大便通畅。

3．增加饱腹感的小窍门

组长： 有些患者少吃馒头、面条，少吃油、盐，总感觉肚子没吃饱，担心饿、没劲干活。有什么小窍门增加饱腹感？（组员回答，组长在黑板上记录）

组长： 大家说了一些，糖尿病病友总结了以下这些小窍门：

- 餐前饮用一杯白开水；
- 用餐时，先吃蔬菜，然后再开始吃主食和鱼肉类；
- 用餐过程持续 20 分钟，时刻提醒自己细嚼慢咽，充分体会食物的味道；
- 餐后尽快将自己的注意力转移到别处，如出门散步，与家人聊天等。

大家回去试试，坚持 1～2 周后，会感觉这种饮食习惯挺好！当体重逐渐正常后，会觉得走路、爬楼都好轻松！

4．用手为参照选择食物

组长：有些糖尿病患者觉得控制食物的量很复杂，很难学会。推荐一种简单的方法，看图 13，用手为参照选择食物。

图 13　用手为参照选择食物

5．根据食物的血糖生成指数搭配食物

组长：有些糖尿病患者认为控制饮食就是这也不能吃、那也不能吃，导致饮食单一，影响胃口，时间长了可能营养不良。实际上糖尿病患者在主食、鱼肉、豆制品、奶类、水果、蔬菜中有很多选择，可以根据食物的血糖生成指数，多选择同类食物中血糖生成指数较低的食物，进行合理搭配，饮食也可以经常变换花样。

食物的血糖生成指数（GI）分为三档：

- 高：GI ≥ 70。
- 中：GI 为 55 ～ 70。
- 低：GI < 55。

低血糖生成指数食物的糖分持续释放，血糖波动小，不会过早产生饥饿感，可减肥、降脂，可以适当选择。

组员练习参考图 14 和表 2，合理选择和搭配食物。

图 14　常见主食的血糖生成指数

表 2　常见食物的血糖生成指数

种类	食品	GI	食品	GI
主食类	饺子	28	小米粥	61.5
	包子（芹菜猪肉）	39.1	土豆	65
	黑米粥	42.3	玉米面粥	68
	山药	51	大米粥	69.4
	玉米	55	小米饭	71

续表

种类	食品	GI	食品	GI
主食类	油条	75	挂面	81.6
	红薯	76.7	大米饭	83.2
	烙饼	79.6	白面包	87.9
	面条	81.6	馒头	88.1
奶豆类	豆浆	23	绿豆	27.2
	豆腐	31.9	红豆	27.2
	豆腐干	23.7	黄豆	18
	豆腐脑	31.9	黑豆	20
奶豆类	牛奶	27.6	脱脂奶粉	12
	酸奶	48	老年奶粉	40.8
蔬菜类	菜花	15	西红柿	15
	芹菜	15	菠菜	15
	黄瓜	15	韭菜	15
	茄子	15	胡萝卜	71
	生菜	15	南瓜	75
	青椒	15		
水果类	李子	24	草莓	40
	桃	28	葡萄	43
	香蕉	30	猕猴桃	52
	苹果	36	菠萝	66
	梨	36	西瓜	72

单元 3　了解和应对低血糖

1. 了解低血糖的表现

组长：大家有没有出现过低血糖？糖尿病患者在治疗过程中可能发生血糖过低现象。**当糖尿病患者血糖≤3.9mmol/L 时，称为低血糖。**低血糖通常发病突然，可能出现这张图所说的轻度症状（图 15），如果低血糖不及时处理，可能导致抽搐、嗜睡、昏迷、意识丧失，甚至死亡。低血糖也是血糖达标的主要障碍，**应特别注意！**

有些患者低血糖时没有任何症状，经常发生无症状低血糖后，可以直接表现为无先兆症状的低血糖昏迷！不及时抢救，会导致生命危险！所以要警惕无症状低血糖！

2. 讨论低血糖原因

组长：大家知道低血糖是什么原因引起的吗？

- 比平时摄入的碳水化合物少。
- 漏餐或进餐时间延迟。
- 运动量比平时大。
- 注射过量胰岛素。

轻度症状：

心悸　　焦虑　　冷汗　　发抖　　饥饿　　头痛　　情绪不稳

严重时：

抽搐　　　　　嗜睡　　　意识丧失、昏迷乃至死亡

图15　低血糖的表现

3. 正确处理低血糖

组长：大家知道怎么正确处理低血糖吗？如这张图（图16）所讲的，要记住2个"15"：**吃15g含糖（碳水化合物）食物**（图17），**等15分钟再次测血糖**。如果血糖仍≤3.9mmol/L或症状无好转，重复前两个"15"。如果血糖依然很低，或出现神志不清，应立即送医院救治。

4. 预防低血糖

组长：大家说说怎样预防低血糖？

- 生活要有规律，定时定量进餐。

有低血糖反应，
及时监测血糖

血糖≤3.9 mmol/L

① "吃15~20"
• 吃15~20g葡萄糖或
  其他无脂碳水化合物

② "等15"
• 等15分钟再次监测血糖

③ 如血糖值还没达到正常：
• 再吃15~20g碳水化合物后
  等15分钟监测血糖

图16 记住2个"15"

2~5个葡萄糖片　　　半杯桔子汁　　　10块水果糖

两大块方糖　　　一大汤勺蜂蜜　　　一杯脱脂牛奶

图17 15g含糖（碳水化合物）食物示例

糖尿病急救卡

我的姓名：

紧急联系人姓名：

紧急联系人电话：

联系地址：

　　我患有糖尿病，若发现我神智不清或行为异常，可能是低血糖的反应。我若能吞咽，请给我一杯糖水、果汁或其他含糖饮料（已随身携带）。若15分钟内尚未恢复，请送我到医院并通知我的家人。若我昏迷不能吞咽了，切勿喂我食物，请立即送我到医院或帮忙拨打120急救电话，并通知我的家人，谢谢您的热心相助！

图18　糖尿病急救卡

- 不空腹运动。
- 规范用药。
- 加强血糖监测。
- 随身携带葡萄糖片、糖果、果汁、饼干等预防低血糖的食物及急救卡（图18）。
- 频发低血糖时应及时就医。

5. 练习选择合适的预防低血糖食物和制作糖尿病急救卡

让组员从准备的葡萄糖片、糖果、饼干、面包、果汁等食物中选择可预防低血糖的食物，学会正确选择。

向组员发放"糖尿病急救卡"，介绍卡片的填写方式，指导组员填写。请组员把填好的急救卡随身携带，以便低血糖时得到及时适当的救助。

单元4　我能做什么

组长：今天大家一起学习交流了糖尿病患者的科学饮食、低血糖的应对方法。请大家想想后面两周在饮食方面采取什么行动？请每个人拿出具体的行动计划——**确定每周做几次、每天什么时间做、做多久或多少**，如每天少吃一个馒头或者少吃半碗面条，每天减少主食中的馒头或面条、加一两玉米或荞麦等，每天多吃一盘绿叶蔬菜等；坚持做两周，大家看看效果如何。（组长指导组员讨论确定行动计划，将自己的行动计划填写在小组活动记录本上）

单元5　总结和预告

1. 组长对本次活动内容——糖尿病患者的科学饮食、低血糖的应对方法进行简要总结，学员讨论交流本次活动收获。

2. 预告第四次活动的内容和时间　适量运动。

3. 组长提醒结对子组员每天要相互监督按时服药、完成每天行动计划。

4. 整理活动材料，填写小组活动记录本。

模块四 适量运动

 目标
- 了解运动的好处和注意事项。
- 学习健身操。
- 掌握健步走的要领。
- 制定运动计划。

 需要准备的材料
- 签字笔、小组活动记录本。
- 挂图、太极拳和八段锦的视频。
- 黑板/白板、粉笔、黑板擦、白板笔。

活动安排
- 单元1：交流与分享（10分钟）。
- 单元2：了解运动的好处与注意事项（10分钟）。
- 单元3：学习运动技能（15分钟）。
- 单元4：糖尿病足预防（10分钟）。
- 单元5：我能做什么（10分钟）。
- 单元6：总结和预告（5分钟）。

单元1 交流与分享

1．组员签到

当组员来到时，拿出小组活动记录本，请各位组员依次签到（以后每次活动前都要先签到），并询问填写每个组员的体重、腰围、血压、空腹血糖、用药情况等。

2．组员汇报行动计划完成情况

组长：大家好！今天我们一起进行第四次小组活动。首先请各位说说上次活动时定的减盐行动计划做得怎么样？（完成、部分完成、未能完成、实施另一个计划，组长在小组活动记录本上记录每位组员完成情况）

3．探讨问题

组长：有×位组员没能完成行动计划，能说说遇到什么问题、什么原因吗？（没有完成计划的组员说出问题，组长在黑板上记录）

组长：对他们遇到的问题，大家有什么建议和解决办法？（组员提出建议，组长在黑

板上记录）

组长：你们觉得哪种办法可行，可以回去试试，看看效果如何。

4. 分享经验和体会

组长：有几位组员行动计划完成得挺好，血糖也控制地不错，请他们介绍介绍经验和体会。（组员介绍经验，组长在黑板上记录）

组长：谢谢你们给大家分享经验！希望下次活动时其他人也能分享你们的经验和好的做法。

单元2　了解运动的好处与注意事项

1. 了解组员运动情况

组长：大家每天都在进行一些身体活动，如洗衣、扫地等做家务，步行、骑自行车上下班，干农活和体育锻炼等。大家说说平常做了哪些运动？（组员回答，组长在黑板上记录）

组长：咱们小组多数人能每天进行运动，但有些人运动少。缺乏运动是糖尿病的主要危险因素，如果身体状况允许，需要适当增加运动。

2. 了解运动的好处

组长：大家知道运动对我们有什么好处吗？（组员回答，组长在黑板上记录）

组长："运动对每个人都有益"，运动有这些好处：

- 可增加胰岛素敏感性，有助于控制血糖。
- 减轻体重。
- 改善血脂水平，增强心血管功能，减少心血管病危险因素。
- 增强体力和信心，提升幸福感。

3. 了解糖尿病患者运动禁忌和注意事项

组长：运动有这么多好处，是不是我们就可以随意运动了？实际上糖尿病患者运动要循序渐进、适度量力，选择适合自己的活动强度和活动量，运动才能安全有效。

运动禁忌——下面这些糖尿病患者不适合运动，待病情控制稳定后在医生指导下可逐步恢复运动：

- 血糖 $\geqslant$ 16.7mmol/L。
- 反复低血糖或血糖波动较大。
- 有糖尿病酮症酸中毒等急性并发症。
- 合并急性感染、增殖性视网膜病、严重肾病、严重心脑血管疾病等情况。
- 糖尿病足病，应避免下肢运动。

切记：运动时间安排在餐后1小时开始，不要空腹运动！

运动注意事项——糖尿病患者在运动时要特别注意下面这些事项，确保运动的安全：

- 穿宽松衣裤、柔软棉线袜、合脚运动鞋。
- 随身携带葡萄糖糖片、糖果、饼干或果汁等应急食品、急救卡。
- 运动前做 5 ~ 10 分钟热身运动，运动后做至少 5 分钟放松活动。
- 运动前后加强血糖监测，防止高血糖和低血糖。
- 运动时间不要过长，一般 30 ~ 60 分钟左右，中间适当休息。
- 运动时随时补充水分。
- 运动中出现乏力、头晕、心慌、胸闷、胸痛、出虚汗等不适，应立即停止运动并原地休息，若休息后仍不缓解，应及时就医。
- 要经常检查鞋中是否有异物，及时清理以防硌伤。
- 运动结束后仔细检查双脚，若发现红肿、青紫、水泡、血泡、感染等，应及时请专业人员处理。

单元 3　学习运动技能

1. 学习健身操

播放视频太极拳或八段锦，组长带领组员学习做操。

2. 学习演练科学健步走

组长：健步走是没有糖尿病足的患者适合的运动方式。大家看这张图片（图 19），我们一起学习健步走的 9 个要领。（组长逐一讲解和示范，并请学员演练，确保组员掌握）

特别提醒

健步走之前做好热身运动，健步走之后要做好整理活动，健步走时要注意补充水分，不要等渴了再喝水。

抬头

目视前方，视线落在
较远的地面上

收下颌

挺胸直背

肘部成直角
前后摆动

后腿膝盖绷直
脚尖蹬地

步子要大

前脚脚踝成直角
脚跟先着地

快走路时尽量呈直线，速度尽量快

图 19　健步走要领示意图

单元 4　糖尿病足预防

1. 了解糖尿病足的表现和危害

组长：大家听说过或者见过糖尿病足吗？糖尿病足是什么样？大家看看这张图（图20），**糖尿病足俗称"烂脚"，是糖尿病常见的慢性并发症，治疗困难，花费巨大，严重的导致截肢，严重影响患者的生活质量。所以要重视预防糖尿病足，平时做好足部护理。**

足溃疡

足坏疽

截肢

图 20　糖尿病足的表现

2. 足部护理

组长: 足部护理这么重要,我们平常需要怎么做?下面教大家一些方法

- 学会平时自己检查足背动脉和胫后动脉搏动情况(图 21),如果不能触及动脉搏动,需要及时就医。

图 21　检查足背动脉和胫后动脉搏动情况

- 养成每天检查脚的习惯,发现红肿、疼痛时,及时就诊;如果不能看到自己的脚,对着镜子检查脚。
  - 检查部位——足底、趾间及足部变形部位。
  - 检查内容——各种损伤、擦伤、水泡、红肿、溃疡、感染,皮肤干燥、皲裂,鸡眼和胼胝(老茧),皮肤温度、颜色,趾甲异常。
- 学会正确的洗脚方法
  - 不要过分浸泡双脚。
  - 使用中性的肥皂。
  - 用手或温度计测量水的温度,水温低于 37℃。
  - 用浅色毛巾擦干脚趾间的水分,并检查有无出血和渗液。
  - 保持脚趾间干爽。
- 保持足部皮肤健康
  - 使用皮肤护理膏或霜,注意不要将护理霜涂抹于足趾间或溃疡伤口上。
  - 适当按摩足部。
  - 严重的足跟皲裂,可使用含尿素的特殊皲裂霜。
- 细心修剪指甲
  - 趾甲不要留得过长,不宜修剪得太短。

- 直着修剪，避免边上剪得过深，不要剪破硬茧和鸡眼。
- 剪去尖锐的部分，并用锉刀将边缘修光滑。
- 不要到公共浴室修脚。
- 选择舒适的鞋袜（图22）
  - 选择棉线、羊毛等天然材料制成的袜子。
  - 不穿过紧或有毛边的袜子。
  - 宜选择浅色的袜子。
  - 每天换袜子。

图22　合适的鞋子

单元5　我能做什么

1. 了解运动的3个阶段

组长：每次运动尽可能包括3个阶段：

- 第一阶段：热身。在这个阶段运动强度是逐渐缓慢增加的，广播操是一种非常好的热身运动。
- 第二阶段：耐力运动。健步走、游泳是适合糖尿病患者耐力锻炼的常见形式。园艺、除草、做家务都是很好的耐力运动。要记住每次耐力运动要持续10～12分钟，才可以获得运动的效果。
- 第三阶段：放松整理运动。耐力锻炼后要做5～10分钟简短的放松整理运动。

2. 了解运动的3个体格健康目标

组长：运动可以增强我们的柔韧性、力量和耐力，让我们的身体更健康。

- 柔韧性：关节能够在正常的范围内舒适地运动，可以做适度的、柔和的伸展锻炼。
- 力量：需要锻炼肌肉力量，但应避免力量运动时憋气带来的血压快速上升。
- 耐力：耐力锻炼可以使全身得到锻炼，如散步、游泳等。

3．适宜的运动推荐量

组长：血糖比较平稳的糖尿病患者通过逐渐增加运动量，可以逐步达到**每周至少150分钟，每周运动5～7次，每次30分钟。运动时仍能说话或哼唱歌曲（可能会有少许气喘），说明呼吸顺畅，运动轻度适中。**请大家根据自己的身体状况选择适合自己的运动方式和运动量。

组长：今天大家一起学习交流了运动的好处、注意事项、运动方法、糖尿病足预防，请大家想想后面两周在运动方面采取什么行动，逐渐培养良好运动习惯？请每个人拿出具体的运动计划——**确定用什么方式，每周做几次，什么时间做，**如每天晚上打太极拳30分钟，每天晚上健步走30分钟，每天下午练一次八段锦等；坚持做两周，大家看看效果如何。（组长指导组员讨论确定行动计划，将自己的行动计划填写在小组活动记录本上）

单元6　总结和预告

1．组长对本次活动内容——运动的好处与注意事项、运动方法、糖尿病足预防进行简要总结，学员讨论交流本次活动收获。

2．预告第五次活动的内容和时间　控制体重。

3．组长提醒结对子组员每天要相互监督按时服药、完成每天行动计划。

4．整理活动材料，填写小组活动记录本。

模块五 控制体重

目标

- 了解肥胖的危害。
- 学习减轻体重方法。
- 学习减糖减盐减油技巧。
- 制定减轻体重计划。

需要准备的材料

- 签字笔、小组活动记录本。
- 挂图、腰围尺。
- 黑板/白板、粉笔、黑板擦、白板笔。

活动安排

- 单元1：交流与分享（10分钟）。
- 单元2：了解肥胖的危害（15分钟）。
- 单元3：学习减重方法（15分钟）。
- 单元4：学习减糖减盐减油技巧（20分钟）。
- 单元5：我能做什么（10分钟）。
- 单元6：总结和预告（5分钟）。

单元1 交流与分享

1. 组员签到

当组员来到时，拿出小组活动记录本，请各位组员依次签到（以后每次活动前都要先签到），并询问填写每个组员的体重、腰围、血压、空腹血糖、用药情况等。

2. 组员汇报行动计划完成情况

组长：大家好！今天我们一起进行第五次小组活动。首先请各位说说上次活动时定的运动计划做得怎么样？（完成、部分完成、未能完成、实施另一个计划，组长在小组活动记录本上记录每位组员完成情况）

3. 探讨问题

组长：有 × 位组员没能完成运动计划，能说说遇到什么问题、什么原因吗？（没有完成计划的组员说出问题，组长在黑板上记录）

组长：对他们遇到的问题，大家有什么建议和解决办法？（组员提出建议，组长在黑

板上记录）

组长：你们觉得哪种办法可行，可以回去试试，看看效果如何。

4. 分享经验和体会

组长：有几位组员运动计划完成得挺好，血糖也控制地不错，请他们介绍介绍经验和体会。（组员介绍经验，组长在黑板上记录）

组长：谢谢你们给大家分享经验！希望下次活动时其他人也能分享你们的经验和好的做法。

单元2　了解肥胖的危害

1. 了解自己的体重是否正常

组长：刚才各位量了自己的身高、体重，大家知道自己的体重是正常、超重还是肥胖吗？哪位知道如何判定体重是否正常吗？可以用两种方法判定体重是否正常：

方法一：先计算标准体重，超出标准体重 10% 为偏重；超出 20% 为肥胖。

- **标准体重（千克）= 身高（厘米）–105**

组长指导大家计算自己的标准体重，再判定每个组员体重是否正常，哪些人超重、肥胖，记录下来。

方法二：用"体重指数"评价，如图 23 所示。

- **体重指数（BMI）= 体重（千克）/ 身高 ^{2}（米 ^{2}）**
  - 正常范围：18.5 ～ 23.9。
  - 低体重（消瘦）：小于 18.5。
  - 超重：24 ～ 27.9。
  - 肥胖：大于或等于 28。

图23　体重指数（BMI）标准

图24 身高-体重对照表

组长指导每位组员根据自己的身高和体重，对照图24看看自己的体重是正常、消瘦、超重，还是肥胖，看看结果跟第一种方法是否一致。

2. 认识肥胖的危害

组长：咱们组里有几位超重和肥胖。大家知道肥胖有什么危害吗？（组员回答，组长在黑板上记录）

组长：大家说了一些，我再给大家讲讲肥胖的危害：

● 肥胖本身就是一种慢性病，肥胖可增加高血压、糖尿病、高血脂、动脉粥样硬化、冠心病、缺血型脑卒中、乳腺癌、直肠癌、胆石症、脂肪肝、骨关节病和痛风的患病风险。

● 肥胖严重影响糖尿病患者的血糖控制，降低降糖药物的疗效，加速视网膜病变、肾脏病变和心血管病变的发病进程。

组长：我们身边有一些肥胖的人患各种疾病，大家说说自己认识的人中有哪些肥胖的人患病？患了哪些疾病？（组员说一些身边的例子）

组长：这些例子说明控制体重很重要，消瘦的人需要把体重增加到正常范围，超重或肥胖的组员要想办法控制体重，避免肥胖危害我们的健康。

3. 了解腹型肥胖

（1）了解自己的腰围是否正常

组长：刚才大家测量了腰围，大家知道自己的腰围正常吗？怎么判断腰围是否超标？

成年人正常腰围：男性小于90cm（2尺7），女性小于85cm（2尺5）。

男性腰围大于或等于90cm，女性腰围大于或等于85cm就可定义为腹型肥胖。腹型肥胖指脂肪主要沉积在腹腔内，表现为腰围增加。

组长：请大家看看自己是否属于腹型肥胖。（记录腹型肥胖的组员名单）

（2）腹型肥胖的危害

组长：咱们小组有 × 位属于腹型肥胖，大家知道腹型肥胖有什么危害吗？

腹型肥胖的人患高血压、糖尿病、高血脂、胆石症、高尿酸血症等疾病的风险更高，要重视控制腰围。

单元3　学习减重方法

1. 了解减轻体重对降血糖的好处

组长：大家知道超重或肥胖的糖尿病患者减轻体重对降血糖有什么好处吗？

- **可以提高身体对胰岛素的敏感性，增强降糖药物的疗效，使血糖得到良好控制。**
- **能有效地改善血脂、血压。**
- **任何一个超重或肥胖的糖尿病患者都应该减轻体重。**
- **虽然达到标准体重并不是一件容易的事，但只要合理降低体重，哪怕仅仅是小幅度下降，都对血糖控制和身体健康有益。**

2. 分享减肥的经验

组长：咱们组里哪位减肥成功了？能给大家讲讲减肥的经验吗？（减肥成功的组员介绍经验和方法，组长在黑板上记录）

3. 讨论交流减肥的方法

组长：谢谢 ××× 的经验分享！其他组员有什么建议？（组员回答，组长在黑板上记录）

组长：大家提出了一些好建议，超重和肥胖的组员可以试试下面的方法：

- 适当限制进食量，做到"食不过量"。
- 参加体育锻炼。
- 每顿少吃一两口。
- 少吃高油、高糖、高盐食物。
- 按时吃饭，细嚼慢咽，不要吃得太快，以免无意中摄入过多食物。
- 多吃蔬菜水果。
- 减少在外就餐。

4. 强调减肥注意事项

组长：减肥不是减得越快、减得越低越好，需要注意：

- 不要把减重目标定得过高，要切实可行。
- 要循序渐进，速度不宜过快（减重速度不超过 1kg/ 周）。
- 不要梦想靠单一的节食来减重。

- 要营养均衡，坚持吃多种食物，但需要减少食物的量，尽可能减少脂肪的摄入。
- 一天至少吃三餐。

单元 4　学习减糖减盐减油技巧

1. 了解组员油摄入情况

组长：大家平时炒菜放油多吗？用动物油（猪油、牛油等）炒菜吗？经常做油炸菜吗？爱吃肥肉或油饼油条等油炸食品吗？（组员回答，组长在黑板上记录）

组长：大家知道油摄入量标准码？

油摄入量标准：成人每天烹调油 25 ～ 30g（半两左右）

组长：大家想想你们每天油摄入量超标了没有。王大爷，您爱吃油大的菜，您每天油摄入量超标了吗？

2. 了解组员血脂情况

组长：大家知道自己的血脂吗？哪些人血脂高？有什么表现（脂肪肝等）？

3. 了解油摄入过多的危害

组长：咱们小组有 × 位血脂高，不少人每天的油摄入量超标，大家知道油摄入过多有什么危害吗？

- 高脂肪、高胆固醇膳食（包括摄入过多的烹调油和动物脂肪）是高脂血症的危险因素。
- 长期血脂异常可引起肥胖、脂肪肝、动脉粥样硬化、冠心病、脑卒中、肾动脉硬化等疾病。

4. 讨论交流减油的方法

组长：油摄入过多会影响我们的健康，我们需要减少油的摄入。大家说说怎么减油？（组员回答，组长在黑板上记录）

组长：大家提出了一些好的建议，大家回去后可以试试下面的方法：
- 炒菜少放油，每人每天不超过 25g（半两）。可以使用控油壶减少炒菜用油。
- 烹调食物时多用蒸、煮、炖、焖、拌等不用油或少用油的方法。
- 用煎代替油炸。
- 尽量不用动物性脂肪炒菜做饭，吃多种植物油。
- 不吃或少吃油炸食品。
- 不喝菜汤。

5. 讨论交流减糖的方法

组长：糖尿病患者需要减少糖的摄入，**每人每天添加糖的摄入量最好控制在 25g 以下**。大家说说怎么减糖？（组员回答，组长在黑板上记录）

- 烹饪过程中少放糖，用辣椒、花椒、葱、姜、蒜等调味品及味道浓郁的蔬菜来提味，减少味蕾对甜味的关注。
- 喝白开水，不喝或少喝含糖饮料。
- 减少饼干、糕点、冰激凌、巧克力、糖果、蜜饯、果酱等在加工过程中添加糖的包装食品摄入量。
- 在外就餐时少选择糖醋排骨、鱼香肉丝、红烧肉、拔丝地瓜、甜汤等含糖较多的菜品。

6. 讨论交流减盐的方法

组长：成人每日食盐摄入量不超过 5g，大家说说怎么减盐？（组员回答，组长在黑板上记录。）

- 烹调菜肴时
  - 尽可能少放盐。
  - 少使用味精、酱油、豆瓣酱等调味品。
  - 用辣椒、花椒、葱、姜、蒜等调味品及味道浓郁的蔬菜来提味。
  - 出锅前放盐，较少的盐即可有明显的咸味；凉拌菜吃前再放盐。
- 使用控盐工具（限盐罐、盐勺）控制放盐量。
- 少吃榨菜、咸菜和酱制食品，多吃新鲜蔬菜和水果。
- 选购食品，阅读营养成分表，优选低盐食品。
- 多选择新鲜的肉类、鱼类、蛋类，少吃加工食品和罐头食品。
- 在外就餐时，主动要求餐馆少放盐，有条件的尽量选择低盐菜品。
- 警惕"藏起来的盐"。
  - 盐可能隐藏在你感觉不到咸的食品中，如方便面、挂面、坚果、面包、饼干、冰激凌等，要警惕这些"藏起来的盐"（图 25），每天 5g 盐也包括它们。

图 25 "藏盐"食品

单元5 我能做什么

组长：今天大家一起学习交流了肥胖的危害、减轻体重的方法、减糖减盐减油的技巧，请大家想想后面两周在控制体重方面采取什么行动？请每个人拿出具体的运动计划——确定用什么方式，每周做几次，什么时间做，如每天炒菜少放一勺油，每周少吃3次油炸食品，每天少吃半个馒头或1两主食等；坚持做两周，大家看看效果如何。（组长指导组员讨论确定行动计划，将自己的行动计划填写在小组活动记录本上）

单元6 总结和预告

1. 组长对本次活动内容——肥胖的危害、减轻体重的方法、减糖减盐减油的技巧进行简要总结，学员讨论交流本次活动收获。

2. 预告第六次活动的内容和时间　保持良好心态。

3. 组长提醒结对子组员每天要相互监督按时服药、完成每天行动计划。

4. 整理活动材料，填写小组活动记录本。

模块六 保持良好心态

目标

- 了解保持良好心态的好处。
- 了解常见的负面情绪。
- 掌握缓解负面情绪的方法。
- 学习沟通交流的技巧。

需要准备的材料

- 签字笔、小组活动记录本。
- 挂图、卡片。
- 黑板/白板、粉笔、黑板擦、白板笔。

活动安排

- 单元1：交流与分享（10分钟）。
- 单元2：了解负面情绪的坏处和保持良好心态的好处（10分钟）。
- 单元3：讨论学习缓解负面情绪的方法（20分钟）。
- 单元4：学习沟通交流技巧（20分钟）。
- 单元5：我能做什么（10分钟）。
- 单元6：分享收获 展望未来（15分钟）。

单元1 交流与分享

1. 组员签到

当组员来到时，拿出小组活动记录本，请各位组员依次签到，并询问填写每个组员的体重、腰围、血压、空腹血糖等。

2. 组员汇报行动计划完成情况

组长： 大家好！今天我们进行最后一次小组活动。首先请各位说说上次活动时定的减肥行动计划做得怎么样？（完成、部分完成、未能完成、实施另一个计划，组长在小组活动记录本上记录每位组员完成情况）

3. 探讨问题

组长： 有×位组员没能完成行动计划，能说说遇到什么问题、什么原因吗？（没有完成计划的组员说出问题，组长在黑板上记录）

组长：对他们遇到的问题，大家有什么建议和解决办法？（组员提出建议，组长在黑板上记录）

组长：你们觉得哪种办法可行，可以回去试试，看看效果如何。

4．分享经验和体会

组长：有几位组员减肥计划完成得挺好，血糖也控制得不错，请他们介绍介绍经验和体会。（组员介绍经验，组长在黑板上记录）

组长：谢谢你们给大家分享经验！希望以后能听到你们更多有效的做法。

单元2　了解负面情绪的坏处和保持良好心态的好处

1．了解常见的负面情绪

组长：由于糖尿病病情的长期反复，糖尿病患者容易出现负面情绪，大家说说经常出现哪些负面情绪？

- 沮丧悲观。
- 抱怨内疚。
- 对立抗拒（不理解、不信任、不配合"三不态度"）。
- 焦虑恐惧。

2．了解负面情绪的危害

组长：看来大家经常受到负面情绪的影响。大家知道负面情绪有什么坏处吗？

- 可以导致胰岛素分泌减少，升糖激素分泌增加，从而导致血糖升高和病情加重。
- 病情加重又会加重负面情绪，由此形成恶性循环，最终的后果是导致经济损失，出现并发症。

组长：所以控制情绪、保持良好的心态很重要。

- **积极乐观的心态可以帮助糖尿病患者缓解负面情绪，减轻精神压力，保持心情愉悦，增强信心，有效控制血糖，快乐生活。**

单元3　讨论学习缓解负面情绪的方法

1．组员交流自己精神紧张的原因

组长：请大家说说自己有时候精神紧张的原因，如"我最近血糖时高时低，饮食受限制，让我很焦虑"。（组员讲述，组长在黑板/白板上记录）

2．讨论交流缓解负面情绪的方法

组长：负面情绪是很常见的，每个人都会出现负面情绪，我们不用害怕这些负面情绪。只要我们能够及时觉察、疏导自己的负面情绪，保持积极乐观的心态，就能避免负

面情绪影响我们的健康。如何缓解负面情绪，大家有什么经验或建议？（组员回答，组长在黑板上记录）

组长：大家有些建议很好，以后大家遇到不开心的事可以试试下面这些方法：

- 跟家人、组员、邻居、朋友聊天。
- 进行体育锻炼。
- 参加唱歌、跳舞等娱乐活动。
- 帮助别人或参加公益活动。
- 收拾房间、做家务。

3．学习缓解压力的方法

（1）**深呼吸缓解法——最简单、最有效的方法**

深呼吸

- 选择空气新鲜的地方，身体直立，首先缓慢地抬起双臂，同时用鼻子慢慢地吸气，尽量把空气往胸腔吸，直到腹部鼓起来。
- 呼气时，先收缩胸部，再收缩腹部，通过鼻子缓缓地呼气，尽量排出肺内空气，呼气时间要尽量长。
- 反复进行慢吸气、慢呼气，每次3～5分钟。
- 保持呼吸柔和平缓，让自己放松，从1默数到100，反复几次，心情就会平静下来。

组长讲解深呼吸的操作步骤后，先示范2～3次，再带领组员练习2～3次。练习时，组长鼓励和表扬积极练习的组员，及时纠正错误，让组员学会正确的操作方法。

（2）**转移注意法**

具体做法：暂时忘记不愉快的事，将暂时得不到解决的烦恼事先搁置下来，做一些让心情轻松的事，如看电视、做户外运动、跟邻居聊天等，等情绪好转了再处理搁置的事。

（3）**情景想象法**

通过想象一些宁静的、舒缓的画面或场景，让自己在短时间内放松、休息，缓解紧张情绪、释放压力，也能平心静气。想象的画面和场景可以是草原、森林、蓝天白云、海上日出等，也可以是其他让你心情舒畅的画面。

特别提醒

　　缓解负面情绪的方法很多，糖尿病患者在日常生活中可以根据自己的实际情况选择适合自己的方法，并坚持长期运用，逐渐养成积极乐观的心态，积极面对生活和疾病，避免负面情绪对自身健康的影响。

单元 4 学习沟通交流技巧

1．与家人、朋友沟通交流的技巧

组长：每个人在生活中都不可避免地要与家人、邻居、亲戚、朋友、同事等进行沟通、交流，表达自己对某件事的看法和感受，获得理解和支持。掌握一些有效的沟通技巧，将有利于更加和谐地沟通和交流。常用的沟通技巧包括：

（1）**分析辨别，认清问题。**弄清楚是什么事情让你感到烦恼，你的感受怎样。

（2）**恰当地表达自己的感受。**下面两种方法有助于改善和对方的沟通，恰当地表达自己的感受：

- 用"我"语句。例如"我认为自己的话没有人听"比"你从不听我说的话"要好（图 26）。
- 用"当……时，我担心……"语句。例如"当我不清楚你想吃什么的时候，我担心做的饭菜不合你的胃口。"这样的表达可能更委婉一些。

（3）**用心聆听对方说话。**有些时候我们还没听清楚别人要说的话便迫不及待地作出回应，容易引起误解。不妨等对方说完以后，听明白对方说的话，稍等几秒钟再回答，这样沟通更顺畅。

（4）**复述，请对方核实。**用自己的话把听到的内容重复一遍，请对方核实是否是对方想要表达的意思。例如"你刚才说的是让我明天上午陪你去老刘家串门，是吗？"

与家人朋友沟通的技巧
- 分析辨别，认清问题。
- 恰当地表达自己的感受。
- 用心聆听对方说话。
- 复述，请对方核实。

组长讲解时，可将图 26 挂在黑板 / 白板上或简要写出来，供组员参考。

组长讲解后，可以让组员们 2 人一组进行演练，或者找几个组员进行角色扮演，学习掌握沟通技巧。并鼓励组员们在与家人、邻居、朋友沟通时使用这些技巧，看看沟通是否更有效了。

2．患者与医生沟通交流的技巧

组长：糖尿病患者利用就诊、定期复查、家庭医生签约团队上门访视的机会，或通过电话、微信向医生汇报自己的体检结果、自我监测结果、用药情况、遇到的健康问题、出现的并发症预警征象等，询问病情、检查结果、治疗措施、生活方式干预计划等，对控制

图 26　表达方式比较

糖尿病是非常重要的。掌握一些技巧，有助于患者和医生沟通交流。

- 准备：列出你最关心的事情和问题。如果你有 2 个及以上的问题，可以按优先顺序列出来。
- 询问：逐一向医生询问你准备的问题。
- 重复：在看病讨论的过程中，要将诊断、治疗措施、生活方式干预计划等关键点复述给医生听，及时纠正交流中的误解。
- 采取行动：如果我们不理解医生所说的话，一定要让医生知道。如果可能的话，请医生给一个书面的指导。

3. 鼓励组员寻找和利用社区资源

组长：糖尿病患者知道自己什么时候需要帮助、从哪里能够得到这些帮助是很重要的。可利用的社区资源包括：

- 家人。
- 邻居。
- 亲戚朋友。
- 自我管理小组组员。
- 村医。

- 村委会。
- 家庭医生签约团队医生。

单元 5　我能做什么

组长：今天大家一起学习交流了保持良好心态的好处、释放压力的方法、沟通交流技巧，请大家想想以后用什么方法缓解紧张情绪、释放压力，进行沟通交流？后面两周在糖尿病控制方面每个人准备做什么？请拿出具体的行动计划——确定用什么方式，每周做几次，什么时间做，如每天炒菜少放一勺盐，每天晚上健步走 45 分钟，每周少吃 3 次油炸食品等；坚持做两周，大家看看效果如何。两周后我们要了解大家的完成情况。（组长指导组员讨论确定行动计划，将自己的行动计划填写在小组活动记录本上）

单元 6　分享收获　展望未来

1. 分享交流收获

组长：在大家的参与和支持下，我们的 6 次活动全部结束了。我们在一起学习了糖尿病自我管理知识和技能，也分享了很多经验，大家互相帮助，取得了一些进步。请大家说说参加患者自我管理小组以来，学会了哪些技能、生活方式发生了哪些改变、有什么感受和体会。（组员讲述，组长记录）

组长：大家逐渐学会了**做自己健康的第一责任人**，自己为自己的健康负责，自己管理自己的血糖、自己的健康，也学会了互相帮助、互相支持，增强了控制糖尿病的信心。我们每个人都有进步，让我们鼓掌庆贺自己取得的成绩！

2. 展望未来

组长：糖尿病和健康需要终身管理。希望大家把所学的知识和技能用在日常生活中，并向周围其他人宣传，让更多的人学会预防控制糖尿病。希望大家继续坚持按时服药、监测血糖血压、定期复查，坚持减糖减盐减油、适量运动、控制体重、戒烟限酒、保持良好心态等健康生活方式，控制好血糖，生活得更好。感谢大家积极支持和参与！以后我们家庭医生签约团队会继续为大家服务，大家有什么问题请与我们联系。

3. 整理活动材料，填写小组活动记录本

第三部分　个体化健康指导

　　健康管理团队或医疗卫生人员在对辖区内的糖尿病患者进行健康管理时，除了组织开展群体健康教育活动，普及推广糖尿病防治知识与技能，组织开展糖尿病患者自我管理小组活动，指导患者进行糖尿病自我管理，对住院的糖尿病患者、有三个及以上健康危险因素的糖尿病患者、血糖控制不满意或有并发症的糖尿病患者，要纳入辖区重点管理糖尿病患者名单，在住院期间、门诊就诊时或者随访时，针对每个患者的具体问题，进行个体化健康指导，帮助他们减少健康危险因素、血糖控制达标，维护健康。

一、住院患者健康指导

　　糖尿病患者住院期间是很好的健康指导机会，可以针对每个患者在血糖控制方面的具体问题，利用健康大课堂、小讲座、观看视频、发放和讲解折页等健康传播材料、技能示范、操作演练等多种形式，进行用药（口服降糖药和/或胰岛素注射）、血糖监测、饮食（减糖、减盐、减油）、运动、心理调适等方面的指导。

　　患者出院时，可以配合医疗处方，针对患者在用药、血糖监测、饮食、运动、心理等方面的问题，利用2型糖尿病患者健康教育处方模板（如下），勾选相应的条目，开具个体化的健康教育处方，指导患者坚持服药、进行监测血糖、定期复查、合理膳食、适量运动、控制体重、戒烟限酒、心理平衡。

二、利用健康教育处方进行健康指导

　　健康管理团队或医疗卫生人员在糖尿病患者出院时、门诊就诊时，配合医疗处方，针对每位患者的疾病病程、具体的行为危险因素等，开具糖尿病患者健康教育处方，有针对性地提供健康生活方式指导。

（一）快速评估糖尿病患者行为危险因素

找到患者最近的个人基本信息表（表3）、健康体检表（表4）、2型糖尿病患者随访服务记录表（表5）、年度评估报告、就诊记录、转会诊记录、住院记录等健康档案资料，查看患者的血压、血糖、糖化血红蛋白、身高、体重、腰围、体重指数、血脂、吸烟、饮酒、运动、主食、心理调整、足背动脉搏动、低血糖反应、遵医行为、服药依从性等记录，快速评估患者存在哪些行为危险因素，如不合理膳食（主食吃得多等）、缺乏运动、超重和肥胖、高血压、高血脂、吸烟、过量饮酒、不良情绪和压力；评估患者血糖控制情况、用药情况、监测复查情况；是否存在糖尿病并发症风险或是否有并发症。并做好记录。

2 型糖尿病患者健康教育处方

姓名: **性别:**   **年龄:**   **诊断:**

2 型糖尿病是由于胰岛素分泌和 / 或作用缺陷引起的以血糖升高为特征的代谢病。糖尿病的典型症状是"三多一少"(多饮、多食、多尿、体重减轻),不典型症状有皮肤瘙痒、反复感染、疲倦乏力、伤口不容易愈合等;有些患者无明显症状。糖尿病患者常伴有脂肪、蛋白质代谢异常,长期高血糖可引起眼、心、血管、肾、神经等多种器官损害或功能衰竭,导致残疾或者过早死亡。糖尿病常见并发症包括卒中、心肌梗死、视网膜病变、糖尿病肾病、糖尿病足等。

糖尿病主要的危险因素包括不合理饮食(如高热量饮食、高盐饮食等)、缺乏运动、超重和肥胖、高血压、高血脂、吸烟、过量饮酒、长期精神紧张以及年龄增长、遗传等。

采取健康生活方式,积极治疗,有助于控制血糖,延缓并发症的发生发展,改善生活质量。

健康指导建议(请关注"□"中打"√"条目)

● **健康生活方式**

□ 控制总热量摄入。营养均衡,少食多餐,合理分配每餐饮食。

□ 清淡饮食。少盐少油少糖,每日食盐量不超过 5 克。

□ 保持健康体重,体重指数应控制在 18.5 ～ 23.9 千克 / 米^2[体重指数 = 体重(千克)/ 身高(米)^2]。

□ 超重或肥胖者要减轻体重。

□ 血糖稳定、没有严重并发症的患者,可在医生指导下进行散步、快走、慢跑等轻度到中等强度的活动,每周 5 ～ 7 次,每次持续 30 ～ 60 分钟。

□ 运动中如出现乏力、头晕、心慌、胸闷、出虚汗等不适,足部红肿破溃、行走疼痛等,应立即停止运动并原地休息。如休息后仍不缓解,应及时就医。

□ 不吸烟(吸烟者戒烟)。

□ 避免接触二手烟。

□ 不饮酒。

□ 避免过度劳累,保证睡眠充足。

□ 保持心情舒畅、情绪稳定,减轻精神压力。

● **治疗与康复**

□ 长期药物治疗。遵医嘱坚持长期药物治疗,不要自行停药或调整药物。

□ 监测血糖。使用口服降血糖药物的患者每周监测 2 ～ 4 次空腹血糖和餐后 2 小时血糖。使用胰岛素的患者还需要监测餐前及睡前血糖。运动前后要监测血糖变化。

□ 定期复查。遵医嘱定期到医院复查血糖、血压、心率、血脂、糖化血红蛋白等指标,监测药物不良反应。

□ 监测并发症。定期到医院进行糖尿病并发症的全面筛查,及早发现糖尿病并发症并及时治疗。

□ 危险因素控制。合并高血压、高血脂等患者应控制血压、血脂。

□ 随身携带急救物品。随身携带葡萄糖糖块、糖果、饼干等预防低血糖的食物,携带有姓名、联系电话等信息的紧急联系卡。

● 急症处理

☐ 如病情加重，尤其出现下列情况，应尽快到医院就诊：

（1）血糖 ≥ 16.7mmol/L 或血糖 ≤ 3.0mmol/L，因呕吐不能饮水或神志不清。

（2）血压收缩压 ≥ 180mmHg 和 / 或舒张压 ≥ 110mmHg。

（3）出现不明原因的恶心、呕吐、腹痛、腹泻、神志改变、昏迷。尤其是呼吸中有烂苹果味，血压低而尿量增多或少尿，且血糖 ≥ 16.7mmol/L。

（4）持续性心动过速（心率超过 100 次 / 分）。

（5）合并感染。

（6）视力骤降。

（7）足部破损或溃疡。

（8）其他严重情况。

其他指导建议

_____

_____

_____

_____

_____

_____

_____

_____

医生 / 指导人员签名： 咨询电话： 日期： 年 月 日

2 型糖尿病患者健康教育处方使用说明

★**使用对象**：2 型糖尿病患者。

★**使用方法**

1. 本处方不能替代医务人员开具的医疗处方，主要用于患者健康生活方式指导。

2. 医务人员应结合患者的病情、健康危险因素等，提供有针对性的健康指导。

表3 个人基本信息表

姓名：　　　　　　　　　　　　　　　　　　　　　编号□□□－□□□□□

性　别	1男 2女 9未说明的性别 0未知的性别 □	出生日期	□□□□ □□ □□
身份证号		工作单位	
本人电话		联系人姓名	联系人电话
常住类型	1户籍　　2非户籍　　　　　　□	民　族	01汉族 99少数民族＿＿＿＿ □

血　型	1A型 2B型 3O型 4AB型 5不详/RH：1阴性 2阳性 3不详 □/□
文化程度	1研究生 2大学本科 3大学专科和专科学校 4中等专业学校 5技工学校 6高中 7初中 8小学 9文盲或半文盲 10不详 □
职　业	0国家机关、党群组织、企业、事业单位负责人 1专业技术人员 2办事人员和有关人员 3商业、服务业人员 4农、林、牧、渔、水利业生产人员 5生产、运输设备操作人员 及有关人员 6军人 7不便分类的其他从业人员 8无职业 □
婚姻状况	1未婚 2已婚 3丧偶 4离婚 5未说明的婚姻状况 □
医疗费用 支付方式	1城镇职工基本医疗保险 2城镇居民基本医疗保险 3新型农村合作医疗 4贫困救助 5商业医疗保险 6全公费 7全自费 8其他 □/□/□
药物过敏史	1无 2青霉素 3磺胺 4链霉素 5其他 □/□/□/□
暴露史	1无 2化学品 3毒物 4射线 □/□/□

既往史	疾病	1无 2高血压 3糖尿病 4冠心病 5慢性阻塞性肺疾病 6恶性肿瘤＿＿＿＿ 7脑卒中 8严重精神障碍 9结核病 10肝炎 11其他法定传染病 12职业病＿＿＿＿ 13其他 □ 确诊时间　　年 月/□ 确诊时间　　　年 月/□ 确诊时间　　　年 月 □ 确诊时间　　年 月/□ 确诊时间　　　年 月/□ 确诊时间　　　年 月
	手术	1无 2有：名称①＿＿＿＿＿时间＿＿/名称②＿＿＿＿＿时间＿＿ □
	外伤	1无 2有：名称①＿＿＿＿＿时间＿＿/名称②＿＿＿＿＿时间＿＿ □
	输血	1无 2有：原因①＿＿＿＿＿时间＿＿/原因②＿＿＿＿＿时间＿＿ □

家族史	父　亲 □/□/□/□/□/□	母　亲 □/□/□/□/□/□
	兄弟姐妹 □/□/□/□/□/□	子　女 □/□/□/□/□/□
	1无 2高血压 3糖尿病 4冠心病 5慢性阻塞性肺疾病 6恶性肿瘤 7脑卒中 8严重精神障碍 9结核病 10肝炎 11先天畸形 12其他	

遗传病史	1无 2有：疾病名称＿＿＿＿＿＿＿＿＿＿＿＿＿＿＿ □
残疾情况	1无残疾 2视力残疾 3听力残疾 4言语残疾 5肢体残疾 6智力残疾 7精神残疾 8其他残疾 □/□/□/□/□/□

生活环境*	厨房排风设施	1无 2油烟机 3换气扇 4烟囱 □
	燃料类型	1液化气 2煤 3天然气 4沼气 5柴火 6其他 □
	饮水	1自来水 2经净化过滤的水 3井水 4河湖水 5塘水 6其他 □
	厕所	1卫生厕所 2一格或二格粪池式 3马桶 4露天粪坑 5简易棚厕 □
	禽畜栏	1无 2单设 3室内 4室外 □

表4 健康体检表

姓名： 编号□□□ - □□□□□

体检日期	年　月　日	责任医生	

内容	检查项目		
症状	1 无症状　2 头痛　3 头晕　4 心悸　5 胸闷　6 胸痛　7 慢性咳嗽　8 咳痰　9 呼吸困难　10 多饮 11 多尿　12 体重下降　13 乏力　14 关节肿痛　15 视力模糊　16 手脚麻木　17 尿急　18 尿痛 19 便秘　20 腹泻　21 恶心呕吐　22 眼花　23 耳鸣　24 乳房胀痛　25 其他 □/□/□/□/□/□/□/□/□		

	体　温	℃	脉　率	次/分钟
一般状况	呼吸频率	次/分钟	血　压	左侧　　/　　mmHg 右侧　　/　　mmHg
	身　高	cm	体　重	kg
	腰　围	cm	体重指数（BMI）	kg/m²
	老年人健康状态 自我评估 *	1 满意　2 基本满意　3 说不清楚　4 不太满意　5 不满意		□
	老年人生活自理 能力自我评估 *	1 可自理（0～3分）　　2 轻度依赖（4～8分） 3 中度依赖（9～18分）　4 不能自理（≥19分）		□
	老年人 认知功能 *	1 粗筛阴性 2 粗筛阳性，简易智力状态检查，总分____		□
	老年人 情感状态 *	1 粗筛阴性 2 粗筛阳性，老年人抑郁评分检查，总分____		□

	体育锻炼	锻炼频率	1 每天　2 每周一次以上　3 偶尔　4 不锻炼	□
生活方式		每次锻炼时间	____分钟　　坚持锻炼时间	____年
		锻炼方式		
	饮食习惯	1 荤素均衡　2 荤食为主　3 素食为主　4 嗜盐　5 嗜油　6 嗜糖		□/□/□
	吸烟情况	吸烟状况	1 从不吸烟　2 已戒烟　3 吸烟	□
		日吸烟量	平均_____支	
		开始吸烟年龄	____岁　戒烟年龄	____岁
	饮酒情况	饮酒频率	1 从不　2 偶尔　3 经常　4 每天	□
		日饮酒量	平均_____两	
		是否戒酒	1 未戒酒　2 已戒酒，戒酒年龄：____岁	□
		开始饮酒年龄	____岁　近一年内是否曾醉酒　1 是　2 否	□
		饮酒种类	1 白酒　2 啤酒　3 红酒　4 黄酒　5 其他	□/□/□/□
	职业病危害 因素接触史	1 无　2 有（工种_____从业时间_____年） 毒物种类　粉尘_____　防护措施 1 无　2 有 　　　　　放射物质_____　防护措施 1 无　2 有 　　　　　物理因素_____　防护措施 1 无　2 有 　　　　　化学物质_____　防护措施 1 无　2 有 　　　　　其他_____　防护措施 1 无　2 有		□ □ □ □ □ □

续表

脏器功能	口腔	口唇 1 红润　2 苍白　3 发绀　4 皲裂　5 疱疹 齿列 1 正常　2 缺齿 —┼— 3 龋齿 —┼— 4 义齿（假牙）—┼— 咽部 1 无充血　2 充血　3 淋巴滤泡增生	□ □ / □ / □ □
	视　力	左眼＿＿＿右眼＿＿＿（矫正视力：左眼＿＿＿右眼＿＿＿）	
	听　力	1 听见　2 听不清或无法听见	□
	运动功能	1 可顺利完成　2 无法独立完成任何一个动作	□
查体	眼　底*	1 正常　2 异常	□
	皮　肤	1 正常　2 潮红　3 苍白　4 发绀　5 黄染　6 色素沉着　7 其他	□
	巩　膜	1 正常　2 黄染　3 充血　4 其他	□
	淋巴结	1 未触及　2 锁骨上　3 腋窝　4 其他	□
	肺	桶状胸：1 否　2 是	□
		呼吸音：1 正常　2 异常	□
		啰　音：1 无　2 干啰音　3 湿啰音　4 其他	□
	心　脏	心率：＿＿＿次 / 分钟　　心律：1 齐　2 不齐　3 绝对不齐	□
		杂音：1 无　2 有	□
	腹　部	压痛：1 无　2 有 包块：1 无　2 有 肝大：1 无　2 有 脾大：1 无　2 有 移动性浊音：1 无　2 有	□ □ □ □ □
	下肢水肿	1 无　2 单侧　3 双侧不对称　4 双侧对称	□
	足背动脉搏动*	1 未触及　2 触及双侧对称　3 触及左侧弱或消失　4 触及右侧弱或消失	□
	肛门指诊*	1 未及异常　2 触痛　3 包块　4 前列腺异常　5 其他	□
	乳　腺*	1 未见异常　2 乳房切除　3 异常泌乳　4 乳腺包块　5 其他	□ / □ / □ / □
	妇科* 外阴	1 未见异常　2 异常	□
	妇科* 阴道	1 未见异常　2 异常	□
	妇科* 宫颈	1 未见异常　2 异常	□
	妇科* 宫体	1 未见异常　2 异常	□
	妇科* 附件	1 未见异常　2 异常	□
	其　他*		
辅助检查	血常规*	血红蛋白＿＿＿g/L 白细胞＿＿＿×10⁹/L 血小板＿＿＿×10⁹/L 其他＿＿＿＿＿＿＿＿＿＿＿＿＿	
	尿常规*	尿蛋白＿＿＿尿糖＿＿＿尿酮体＿＿＿尿潜血＿＿＿ 其他＿＿＿＿＿＿＿＿＿＿＿＿＿	
	空腹血糖*	＿＿＿＿＿＿mmol/L 或＿＿＿＿＿＿mg/dL	
	心电图*	1 正常　2 异常	□

续表

辅助检查	尿微量白蛋白 *	_____ mg/dL
	大便潜血 *	1 阴性　2 阳性　□
	糖化血红蛋白 *	_____ %
	乙型肝炎表面抗原 *	1 阴性　2 阳性　□
	肝功能 *	血清谷丙转氨酶_____ U/L　　血清谷草转氨酶_____ U/L 白蛋白_____ g/L　　　　　总胆红素_____ μmol/L 结合胆红素_____ μmol/L
	肾功能 *	血清肌酐_____ μmol/L　　　血尿素_____ mmol/L 血钾浓度_____ mmol/L　　　血钠浓度_____ mmol/L
	血脂 *	总胆固醇_____ mmol/L　　　甘油三酯_____ mmol/L 血清低密度脂蛋白胆固醇_____ mmol/L 血清高密度脂蛋白胆固醇_____ mmol/L
	胸部 X 线片 *	1 正常　2 异常　□
	B 超 *	腹部 B 超　1 正常　2 异常　□
		其他　1 正常　2 异常　□
	宫颈涂片 *	1 正常　2 异常　□
	其他 *	

现存主要健康问题	脑血管疾病	1 未发现　2 缺血性卒中　3 脑出血　4 蛛网膜下腔出血　5 短暂性脑缺血发作
		6 其他　　　　　　　　　　　□／□／□／□／□
	肾脏疾病	1 未发现　2 糖尿病肾病　3 肾功能衰竭　4 急性肾炎　5 慢性肾炎
		6 其他　　　　　　　　　　　□／□／□／□／□
	心脏疾病	1 未发现　2 心肌梗死　3 心绞痛　4 冠状动脉血运重建　5 充血性心力衰竭
		6 心前区疼痛　7 其他　　　　□／□／□／□／□
	血管疾病	1 未发现　2 夹层动脉瘤　3 动脉闭塞性疾病　4 其他　□／□／□／□
	眼部疾病	1 未发现　2 视网膜出血或渗出　3 视乳头水肿　4 白内障
		5 其他　　　　　　　　　　　□／□／□／□
	神经系统疾病	1 未发现　2 有　□
	其他系统疾病	1 未发现　2 有　□

		入／出院日期	原因	医疗机构名称	病案号
住院治疗情况	住院史	／			
		／			
		建／撤床日期	原因	医疗机构名称	病案号
	家庭病床史	／			
		／			

续表

	药物名称	用法	用量	用药时间	服药依从性 1 规律　2 间断　3 不服药
主要 用药 情况	1				
	2				
	3				
	4				
	5				
	6				

	名称	接种日期	接种机构
非免 疫规 划预 防接 种史	1		
	2		
	3		

健康 评价	1 体检无异常　　　　　　　　　　　　　　　　　　　　　　　　　　　□ 2 有异常 异常 1 异常 2 异常 3 异常 4

健康 指 导	1 纳入慢性病患者健康管理 2 建议复查 3 建议转诊 　　　　　　　□ / □ / □	危险因素控制：　　　　　　□ / □ / □ / □ / □ / □ 1 戒烟　　2 健康饮酒　　3 饮食　　　4 锻炼 5 减体重（目标_____kg） 6 建议接种疫苗 7 其他

表5 2型糖尿病患者随访服务记录表

姓名： 编号□□-□□□□□

	随访日期				
	随访方式	1门诊2家庭3电话 □	1门诊2家庭3电话 □	1门诊2家庭3电话 □	1门诊2家庭3电话 □
症状	1无症状 2多饮 3多食 4多尿 5视力模糊 6感染 7手脚麻木 8下肢浮肿 9体重明显下降	□/□/□/□/□/□/□ 其他	□/□/□/□/□/□/□ 其他	□/□/□/□/□/□/□ 其他	□/□/□/□/□/□/□ 其他
体征	血压/mmHg				
	体重/kg	/	/	/	/
	体重指数/(kg·m^{-2})	/	/	/	/
	足背动脉搏动	1触及正常 □ 2减弱（双侧 左侧 右侧） 3消失（双侧 左侧 右侧）	1触及正常 □ 2减弱（双侧 左侧 右侧） 3消失（双侧 左侧 右侧）	1触及正常 □ 2减弱（双侧 左侧 右侧） 3消失（双侧 左侧 右侧）	1触及正常 □ 2减弱（双侧 左侧 右侧） 3消失（双侧 左侧 右侧）
	其他				
生活方式指导	日吸烟量	/ 支	/ 支	/ 支	/ 支
	日饮酒量	/ 两	/ 两	/ 两	/ 两
	运动	次/周 分钟/次 次/周 分钟/次	次/周 分钟/次 次/周 分钟/次	次/周 分钟/次 次/周 分钟/次	次/周 分钟/次 次/周 分钟/次
	主食/(g·d^{-1})	/	/	/	/
	心理调整	1良好2一般3差 □	1良好2一般3差 □	1良好2一般3差 □	1良好2一般3差 □
	遵医行为	1良好2一般3差 □	1良好2一般3差 □	1良好2一般3差 □	1良好2一般3差 □
辅助检查	空腹血糖值	____mmol/L	____mmol/L	____mmol/L	____mmol/L
	其他检查*	糖化血红蛋白___% 检查日期：__月__日	糖化血红蛋白___% 检查日期：__月__日	糖化血红蛋白___% 检查日期：__月__日	糖化血红蛋白___% 检查日期：__月__日
	服药依从性	1规律2间断3不服药 □	1规律2间断3不服药 □	1规律2间断3不服药 □	1规律2间断3不服药 □
	药物不良反应	1无2有 □	1无2有 □	1无2有 □	1无2有 □
	低血糖反应	1无2偶尔3频繁 □	1无2偶尔3频繁 □	1无2偶尔3频繁 □	1无2偶尔3频繁 □
	此次随访分类	1控制满意2控制不满意 3不良反应4并发症 □	1控制满意2控制不满意 3不良反应4并发症 □	1控制满意2控制不满意 3不良反应4并发症 □	1控制满意2控制不满意 3不良反应4并发症 □
用药情况	药物名称1				
	用法用量	每日 次 每次	每日 次 每次	每日 次 每次	每日 次 每次
	药物名称2				
	用法用量	每日 次 每次	每日 次 每次	每日 次 每次	每日 次 每次
	药物名称3				
	用法用量	每日 次 每次	每日 次 每次	每日 次 每次	每日 次 每次
	胰岛素	种类： 用法和用量：	种类： 用法和用量：	种类： 用法和用量：	种类： 用法和用量：
转诊	原因				
	机构及科别				
	下次随访日期				
	随访医生签名				

（二）开具糖尿病患者健康教育处方

利用2型糖尿病患者健康教育处方模板，针对糖尿病患者存在的行为危险因素、并发症风险，勾选相应的条目，开具患者个体化健康教育处方，提出具体指导建议，利用糖尿病患者指导卡片等材料，对患者和家属进行讲解和指导，叮嘱患者回去后按照指导建议做，家属督促、监督、支持。下次就诊时或随访时，医疗卫生人员询问健康教育处方执行情况、效果，针对患者的情况，再开具新的健康教育处方。这样利用健康教育处方持续跟踪指导糖尿病患者执行生活方式干预，不断改善生活方式，逐渐养成健康生活方式，提高治疗依从性，有效控制糖尿病。

健康教育处方的开具和使用情况，建议做好电子版或纸质版记录，以了解每个患者和辖区患者使用情况、效果。

三、随访健康指导

对糖尿病患者进行随访时，询问了解患者的症状、血压、血糖、身高、体重、腰围、体重指数、血脂、吸烟、饮酒、运动、主食、心理调整、足背动脉搏动、低血糖反应、遵医行为、服药依从性等情况，快速评估患者的行为危险因素、治疗依从性、生活方式现状，针对存在的问题，提出具体指导建议。也利用2型糖尿病患者健康教育处方模板，针对糖尿病患者存在的行为危险因素、并发症风险，勾选相应的条目，开具患者个体化健康教育处方，利用糖尿病患者指导卡片等材料，对患者和家属进行讲解和指导。下次随访或就诊时，医疗卫生人员询问健康教育处方执行情况、效果，针对患者的情况，再开具新的健康教育处方，跟踪指导患者执行持续的生活方式干预。

在糖尿病患者危险因素快速评估中，将发现的有三个及以上健康危险因素的糖尿病患者、血糖控制不满意或有并发症的糖尿病患者纳入重点管理人员名单，健康管理团队适当增加随访频次，进行个体化健康指导，利用门诊医疗、住院治疗、入户随访、电话咨询、微信咨询等方式，与患者进行一对一的沟通和指导，针对每个患者的行为危险因素、治疗依从性、生活方式现状和需求提供针对性的健康指导，特别是督促患者遵医嘱用药及指导患者血糖自我监测、胰岛素注射、合理运动、健康食谱制定、糖尿病足等并发症预警征象的识别等操作技能，直到患者健康危险因素降到3个以下、血糖控制符合要求。

利用国家基本公共卫生服务规范（第三版）（国卫基层发〔2017〕13号）糖尿病患者健康管理服务规范中的2型糖尿病患者随访服务记录表（表5），做好每次随访记录。

参考文献

［1］ 国务院新闻办公室.《中国居民营养与慢性病状况报告（2020 年)》发布会［A/OL］（2020–12–23）. http://www.scio.gov.cn/xwfbh/xwbfbh/wqfbh/42311/44583/index.htm

［2］ 国家卫生健康委疾控局. 糖尿病防治核心信息［A/OL］.（2019–10–31）. http://www.nhc.gov.cn/jkj/ s5898bm/201910/6b6ed1092d78446392da927df010e7c2.shtml

［3］ 中华医学会糖尿病学分会. 中国 2 型糖尿病防治指南（2017 版）［J］. 中华糖尿病杂志，2018，10 （1）：4–67.

［4］ 中华医学会糖尿病学分会，国家基层糖尿病防治管理办公室. 国家基层糖尿病防治管理指南 （2018）［J］. 中华内科杂志，2018，57（12）：885–893.

［5］ 中国营养学会. 中国居民膳食指南（2016）［M］. 北京：人民卫生出版社，2016.

［6］ 中国健康教育中心. 健康教育处方（2020 年版）［M］. 北京：人民卫生出版社，2020.

［7］ 中华医学会糖尿病学分会糖尿病教育与管理学组. 中国 2 型糖尿病自我管理处方专家共识（2017 年版）［J］. 中华糖尿病杂志，2017，9（12）：740–750.

［8］ 董建群. 慢性病患者自我管理实践——糖尿病［M］. 北京：人民卫生出版社，2014.

［9］ 张永青，卞茸文. 2 型糖尿病社区综合管理实用技术［M］. 北京：人民卫生出版社，2017.

［10］孙子林. 糖尿病自我管理技巧［M］. 南京：江苏凤凰科学技术出版社，2017.

［11］张朝阳，俞莺，陈静宜，等. 基于基本卫生保健的健康管理模式构建探讨［J］. 中华医院管理杂志，2020，36（6）：441–445.

［12］王静，蔡虻、苗艳青，等. 慢性病人群健康管理服务规范及支撑体系研究［J］. 中华医院管理杂志，2020，36（6）：446–452.

［13］国家卫生计生委. 国家卫生计生委关于印发《国家基本公共卫生服务规范（第三版）》的通知［A/OL］.（2017–03–28）. http://www.nhc.gov.cn/cms–search/xxgk/getManuscriptXxgk.htm?id=d20c37e23e1f4c7db7 b8e25f34473e1b

糖尿病患者自我管理
指导挂图

糖尿病患者自我管理
指导卡片

中国健康教育中心
国家卫生健康委项目资金监管服务中心

中国健康教育中心
国家卫生健康委项目资金监管服务中心

　　欢迎使用与本指导手册配套的糖尿病患者自我管理指导挂图、指导卡片！

　　如果需要指导挂图和指导卡片的印刷文件进行印制，请发电子邮件至 zhgcyl2001@
aliyun.com 联系。